中国古医籍整理丛书

喉科秘钥

清·郑 麈 辑

清·许佐廷 增订

张亮亮 校注

中国中医药出版社

·北 京·

图书在版编目（CIP）数据

喉科秘钥/（清）郑麈辑；（清）许佐廷增订；张亮亮校注.
—北京：中国中医药出版社，2015.12
（中国古医籍整理丛书）
ISBN 978-7-5132-2980-7

Ⅰ.①喉… Ⅱ.①郑… ②许… ③张… Ⅲ.①中医五官科-耳鼻咽喉科学-中国-清代 Ⅳ.①R276.1

中国版本图书馆CIP数据核字（2015）第291007号

中国中医药出版社出版
北京市朝阳区北三环东路28号易亨大厦16层
邮政编码 100013
传真 010 64405750
三河鑫金马印装有限公司印刷
各地新华书店经销
*
开本710×1000 1/16 印张6.75 字数28千字
2015年12月第1版 2015年12月第1次印刷
书 号 ISBN 978-7-5132-2980-7
*
定价 20.00元
网址 www.cptcm.com

社长热线 010 64405720
购书热线 010 64065415 010 64065413
微信服务号 zgzyycbs
书店网址 csln.net/qksd/
官方微博 http://e.weibo.com/cptcm
淘宝天猫网址 http://zgzyycbs.tmall.com

国家中医药管理局
中医药古籍保护与利用能力建设项目
组织工作委员会

主 任 委 员 王国强

副主任委员 王志勇 李大宁

执行主任委员 曹洪欣 苏钢强 王国辰 欧阳兵

执行副主任委员 李 昱 武 东 李秀明 张成博

委 员

各省市项目组分管领导和主要专家

（山东省）武继彪 欧阳兵 张成博 贾青顺

（江苏省）吴勉华 周仲瑛 段金廒 胡 烈

（上海市）张怀琼 季 光 严世芸 段逸山

（福建省）阮诗玮 陈立典 李灿东 纪立金

（浙江省）徐伟伟 范永升 柴可群 盛增秀

（陕西省）黄立勋 呼 燕 魏少阳 苏荣彪

（河南省）夏祖昌 刘文第 韩新峰 许敬生

（辽宁省）杨关林 康廷国 石 岩 李德新

（四川省）杨殿兴 梁繁荣 余曙光 张 毅

各项目组负责人

王振国（山东省） 王旭东（江苏省） 张如青（上海市）

李灿东（福建省） 陈勇毅（浙江省） 焦振廉（陕西省）

蔡永敏（河南省） 鞠宝兆（辽宁省） 和中浚（四川省）

项目专家组

顾　问　马继兴　张灿玾　李经纬

组　长　余瀛鳌

成　员　李致忠　钱超尘　段逸山　严世芸　鲁兆麟
郑金生　林端宜　欧阳兵　高文柱　柳长华
王振国　王旭东　崔　蒙　严季澜　黄龙祥
陈勇毅　张志清

项目办公室（组织工作委员会办公室）

主　任　王振国　王思成

副主任　王振宇　刘群峰　陈榕虎　杨振宁　朱毓梅
刘更生　华中健

成　员　陈丽娜　邱　岳　王　庆　王　鹏　王春燕
郭瑞华　宋咏梅　周　扬　范　磊　张永泰
罗海鹰　王　爽　王　捷　贺晓路　熊智波

秘　书　张丰聪

前 言

中医药古籍是传承中华优秀文化的重要载体，也是中医学传承数千年的知识宝库，凝聚着中华民族特有的精神价值、思维方法、生命理论和医疗经验，不仅对于传承中医学术具有重要的历史价值，更是现代中医药科技创新和学术进步的源头和根基。保护和利用好中医药古籍，是弘扬中国优秀传统文化、传承中医学术的必由之路，事关中医药事业发展全局。

1949 年以来，在政府的大力支持和推动下，开展了系统的中医药古籍整理研究。1958 年，国务院科学规划委员会古籍整理出版规划小组在北京成立，负责指导全国的古籍整理出版工作。1982 年，国务院古籍整理出版规划小组召开全国古籍整理出版规划会议，制定了《古籍整理出版规划（1982—1990）》，卫生部先后下达了两批 200 余种中医古籍整理任务，掀起了中医古籍整理研究的新高潮，对中医文化与学术的弘扬、传承和发展，发挥了极其重要的作用，产生了不可估量的深远影响。

2007 年《国务院办公厅关于进一步加强古籍保护工作的意见》明确提出进一步加强古籍整理、出版和研究利用，以及

“保护为主、抢救第一、合理利用、加强管理”的方针。2009年《国务院关于扶持和促进中医药事业发展的若干意见》指出，要“开展中医药古籍普查登记，建立综合信息数据库和珍贵古籍名录，加强整理、出版、研究和利用”。《中医药创新发展规划纲要（2006—2020）》强调继承与创新并重，推动中医药传承与创新发展。

2003～2010年，国家财政多次立项支持中国中医科学院开展针对性中医药古籍抢救保护工作，在中国中医科学院图书馆设立全国唯一的行业古籍保护中心，影印抢救濒危珍本、孤本中医古籍1640余种；整理发布《中国中医古籍总目》；遴选351种孤本收入《中医古籍孤本大全》影印出版；开展了海外中医古籍目录调研和孤本回归工作，收集了11个国家和2个地区137个图书馆的240余种书目，基本摸清流失海外的中医古籍现状，确定国内失传的中医药古籍共有220种，复制出版海外所藏中医药古籍133种。2010年，国家财政部、国家中医药管理局设立“中医药古籍保护与利用能力建设项目”，资助整理400余种中医药古籍，并着眼于加强中医药古籍保护和研究机构建设，培养中医古籍整理研究的后备人才，全面提高中医药古籍保护与利用能力。

在此，国家中医药管理局成立了中医药古籍保护和利用专家组和项目办公室，专家组负责项目指导、咨询、质量把关，项目办公室负责实施过程的统筹协调。专家组成员对古籍整理研究具有丰富的经验，有的专家从事古籍整理研究长达70余年，深知中医药古籍整理研究的重要性、艰巨性与复杂性，履行职责认真务实。专家组从书目确定、版本选择、点校、注释等各方面，为项目实施提供了强有力的专业指导。老一辈专家的学术水平和智慧，是项目成功的重要保证。项目承担单位山东中医药大学、南京中医药大学、上海中医药大学、福建中医药大学、浙江省中医药研究院、陕西省中医药研究院、河南省中医药研究院、辽宁中医药大学、成都中医药大学及所在省市中医药管理部门精心组织，充分发挥区域间互补协作的优势，并得到承担项目出版工作的中国中医药出版社大力配合，全面推进中医药古籍保护与利用网络体系的构建和人才队伍建设，使一批有志于中医学术传承与古籍整理工作的人才凝聚在一起，研究队伍日益壮大，研究水平不断提高。

本着"抢救、保护、发掘、利用"的理念，该项目重点选择近60年未曾出版的重要古医籍，综合考虑所选古籍的保护价值、学术价值和实用价值。400余种中医药古籍涵盖了医经、基础理论、诊法、伤寒金匮、温病、本草、方书、内科、外科、女科、儿科、伤科、眼科、咽喉口齿、针灸推拿、养生、医案医话医论、医史、临证综合等门类，跨越唐、宋、金元、明以迄清末。全部古籍均按照项目办公室组织完成的行业标准《中医古籍整理规范》及《中医药古籍整理细则》进行整理校注，绝大多数中医药古籍是第一次校注出版，一批孤本、稿本、抄本更是首次整理面世。对一些重要学术问题的研究成果，则集中收录于各书的"校注说明"或"校注后记"中。

"既出书又出人"是本项目追求的目标。近年来，中医药古籍整理工作形势严峻，老一辈逐渐退出，新一代普遍存在整理研究古籍的经验不足、专业思想不坚定等问题，使中医古籍整理面临人才流失严重、青黄不接的局面。通过本项目实施，搭建平台，完善机制，培养队伍，提升能力，经过近5年的建设，锻炼了一批优秀人才，老中青三代齐聚一堂，有效地稳定了研究队伍，为中医药古籍整理工作的开展和中医文化与学术的传承提供必备的知识和人才储备。

本项目的实施与《中国古医籍整理丛书》的出版，对于加强中医药古籍文献研究队伍建设、建立古籍研究平台，提高古籍整理水平均具有积极的推动作用，对弘扬我国优秀传统文化，推进中医药继承创新，进一步发挥中医药服务民众的养生保健与防病治病作用将产生深远影响。

第九届、第十届全国人大常委会副委员长许嘉璐先生，国家卫生计生委副主任、国家中医药管理局局长、中华中医药学会会长王国强先生，我国著名医史文献专家、中国中医科学院马继兴先生在百忙之中为丛书作序，我们深表敬意和感谢。

由于参与校注整理工作的人员较多，水平不一，诸多方面尚未臻完善，希望专家、读者不吝赐教。

国家中医药管理局中医药古籍保护与利用能力建设项目办公室

二〇一四年十二月

许 序

"中医"之名立，迄今不逾百年，所以冠以"中"字者，以别于"洋"与"西"也。慎思之，明辨之，斯名之出，无奈耳，或亦时人不甘泯没而特标其犹在之举也。

前此，祖传医术（今世方称为"学"）绵延数千载，救民无数；华夏屡遭时疫，皆仰之以度困厄。中华民族之未如印第安遭染殖民者所携疾病而族灭者，中医之功也。

医兴则国兴，国强则医强。百年运衰，岂但国土肢解，五千年文明亦不得全，非遭泯灭，即蒙冤扭曲。西方医学以其捷便速效，始则为传教之利器，继则以"科学"之冕畅行于中华。中医虽为内外所夹击，斥之为蒙昧，为伪医，然四亿同胞衣食不保，得获西医之益者甚寡，中医犹为人民之所赖。虽然，中国医学日益陵替，乃不可免，势使之然也。呜呼！覆巢之下安有完卵？

嗣后，国家新生，中医旋即得以重振，与西医并举，探寻结合之路。今也，中华诸多文化，自民俗、礼仪、工艺、戏曲、历史、文学，以至伦理、信仰，皆渐复起，中国医学之兴乃属必然。

迄今中医犹为国家医疗系统之辅，城市尤甚。何哉？盖一则西医赖声、光、电技术而于20世纪发展极速，中医则难见其进。二则国人惊羡西医之“立竿见影”，遂以为其事事胜于中医。然西医已自觉将入绝境：其若干医法正负效应相若，甚或负远逾于正；研究医理者，渐知人乃一整体，心、身非如中世纪所认定为二对立物，且人体亦非宇宙之中心，仅为其一小单位，与宇宙万象万物息息相关。认识至此，其已向中国医学之理念“靠拢”矣，虽彼未必知中国医学何如也。唯其不知中国医理何如，纯由其实践而有所悟，益以证中国之认识人体不为伪，亦不为玄虚。然国人知此趋向者，几人？

国医欲再现宋明清高峰，成国中主流医学，则一须继承，一须创新。继承则必深研原典，激清汰浊，复吸纳西医及我藏、蒙、维、回、苗、彝诸民族医术之精华；创新之道，在于今之科技，既用其器，亦参照其道，反思己之医理，审问之，笃行之，深化之，普及之，于普及中认知人体及环境古今之异，以建成当代国医理论。欲达于斯境，或需百年欤？予恐西医既已醒悟，若加力吸收中医精粹，促中医西医深度结合，形成21世纪之新医学，届时“制高点”将在何方？国人于此转折之机，能不忧虑而奋力乎？

予所谓深研之原典，非指一二习见之书、千古权威之作；就医界整体言之，所传所承自应为医籍之全部。盖后世名医所著，乃其秉诸前人所述，总结终生行医用药经验所得，自当已成今世、后世之要籍。

盛世修典，信然。盖典籍得修，方可言传言承。虽前此50余载已启医籍整理、出版之役，惜旋即中辍。阅20载再兴整理、出版之潮，世所罕见之要籍千余部陆续问世，洋洋大观。

今复有“中医药古籍保护与利用能力建设”之工程，集九省市专家，历经五载，董理出版自唐迄清医籍，都400余种，凡中医之基础医理、伤寒、温病及各科诊治、医案医话、推拿本草，俱涵盖之。

噫！璐既知此，能不胜其悦乎？汇集刻印医籍，自古有之，然孰与今世之盛且精也！自今而后，中国医家及患者，得览斯典，当于前人益敬而畏之矣。中华民族之屡经灾难而益蕃，乃至未来之永续，端赖之也，自今以往岂可不后出转精乎？典籍既蜂出矣，余则有望于来者。

谨序。

第九届、十届全国人大常委会副委员长

许嘉璐

二〇一四年冬

王 序

中医学是中华民族在长期生产生活实践中，在与疾病作斗争中逐步形成并不断丰富发展的医学科学，是中国古代科学的瑰宝，为中华民族的繁衍昌盛作出了巨大贡献，对世界文明进步产生了积极影响。时至今日，中医学作为我国医学的特色和重要医药卫生资源，与西医学相互补充、相互促进、协调发展，共同担负着维护和促进人民健康的任务，已成为我国医药卫生事业的重要特征和显著优势。

中医药古籍在存世的中华古籍中占有相当重要的比重，不仅是中医学术传承数千年最为重要的知识载体，也是中医为中华民族繁衍昌盛发挥重要作用的历史见证。中医药典籍不仅承载着中医的学术经验，而且蕴含着中华民族优秀的思想文化，凝聚着中华民族的聪明智慧，是祖先留给我们的宝贵物质财富和精神财富。加强对中医药古籍的保护与利用，既是中医学发展的需要，也是传承中华文化的迫切要求，更是历史赋予我们的责任。

2010 年，国家中医药管理局启动了中医药古籍保护与利用能力建设项目。这既是传承中医药的重要工程，也是弘扬优秀民族文化的重要举措，不仅能够全面推进中医药的有效继承和创新发展，为维护人民健康做出贡献，也能够彰显中华民族的璀璨文化，为实现中华民族伟大复兴的中国梦作出贡献。

相信这项工作一定能造福当今，嘉惠后世，福泽绵长。

国家卫生与计划生育委员会副主任

国家中医药管理局局长

中华中医药学会会长

王国强

二〇一四年十二月

马 序

新中国成立以来，党和国家高度重视中医药事业发展，重视古籍的保护、整理和研究工作。自1958年始，国务院先后成立了三届古籍整理出版规划小组，分别由齐燕铭、李一氓、匡亚明担任组长，主持制订了《整理和出版古籍十年规划（1962—1972）》《古籍整理出版规划（1982—1990）》《中国古籍整理出版十年规划和“八五”计划（1991—2000）》等，而第三次规划中医药古籍整理即纳入其中。1982年9月，卫生部下发《1982—1990年中医古籍整理出版规划》，1983年1月，中医古籍整理出版办公室正式成立，保证了中医古籍整理出版规划的实施。2002年2月，《国家古籍整理出版“十五”（2001—2005）重点规划》经新闻出版署和全国古籍整理出版规划领导小组批准，颁布实施。其后，又陆续制定了国家古籍整理出版“十一五”和“十二五”重点规划。国家财政多次立项支持中国中医科学院开展针对性中医药古籍抢救保护工作，文化部在中国中医科学院图书馆专门设立全国唯一的行业古籍保护中心，国家先后投入中医药古籍保护专项经费超过3000万元，影印抢救濒危珍、善、孤本中医古籍1640余种，开展了海外中医古籍目录调研和孤本回归工作。2010年，国家财政部、国家中医药管理局安排国家公共卫生专项资金，设立了“中医药古籍保护与利用能力建设项目”，这是继1982～1986年第一批、第二批重要中医药古籍整理之后的又一次大规模古籍整理工程，重点整理新中国成立后未曾出版的重要古籍，目标是形成并普及规范的通行本、传世本。

为保证项目的顺利实施，项目组特别成立了专家组，承担咨询和技术指导，以及古籍出版之前的审定工作。专家组中的许多成员虽逾古稀之年，但老骥伏枥，孜孜不倦，不仅对项目进行宏观指导和质量把关，更重要的是通过古籍整理，以老带新，言传身教，培养一批中医药古籍整理研究的后备人才，促进了中医药古籍保护和研究机构建设，全面提升了我国中医药古籍保护与利用能力。

作为项目组顾问之一，我深感中医药古籍保护、抢救与整理工作的重要性和紧迫性，也深知传承中医药古籍整理经验任重而道远。令人欣慰的是，在项目实施过程中，我看到了老中青三代的紧密衔接，看到了大家的坚持和努力，看到了年轻一代的成长。相信中医药古籍整理工作的将来会越来越好，中医药学的发展会越来越好。

欣喜之余，以是为序。

中国中医科学院研究员
马继兴
二〇一四年十二月

校注说明

《喉科秘钥》原题“古歙西园郑氏原辑，许佐廷乐泉增订”。“西园”本是歙县郑村“一源双流”的郑氏祖传喉科之一脉。首代医家为郑赤山，清康熙五十年（1711），郑赤山五世孙郑于丰、郑于蕃兄弟同时在江西南丰受业黄明生先生。黄精于医，尤擅喉科，轻以药石，重于针灸，罔不随手取效，兄弟二人尽得其传。康熙六十年（1771）兄弟分居，郑于丰所居室曰“南园”，郑于蕃所居室曰“西园”，遂以“南园喉科”“西园喉科”名世，代有传人，延绵不衰。《重楼玉钥》的作者郑宏纲即为南园郑于丰之子；而许佐廷所指“西园郑先生”乃是郑于蕃五世孙郑麐。许佐廷，字乐泉，歙县许村人，生于清嘉庆二十一年（1816），卒于光绪年间。少业儒，后习医。贡生，官至太守。佐廷平素加意于喉科，知同乡西园郑氏，专业是科，回生起死，咸目为仙，遂留意寻访，于道光二十年（1840）觅得西园郑氏喉科秘本，穷三昼夜之力抄成，验之临床，效果肯定。同治四年（1985）许佐廷将自己十余年治喉经验附编于后，将是书定名为《喉科秘钥》刊行于世。然此初刻本因校勘未精，以至不传。同治七年（1868），又详加订正，重刊布行。许佐廷刊印此书后，因喉症流行，而书中内容纲举目张，实用性强，故此书屡经翻刻，现有多个版本存世。

许佐廷刊刻此书以后，至民国初年，历经翻刻，并有精抄本传世。现存版本 12 种。最早为同治七年（1868）刻本，藏于湖南中医药大学图书馆，惜封面已失。早期版本中刊刻精良舛错最少的版本为清同治十二年（1873）京都善成堂刻本，故以之为底本。以清光绪十年（1884）粹文堂本为主校本，以光绪十六年（1890）文艺斋刻本为参校本。关于本次整理的几点说明：

1. 采用简体字横排，新式标点。由于版式变更，原表示上文的“右”径改为“上”。

2. 原书中一般笔画之误，以及明显的错字，均予径改，不出校记。

3. 原书中异体字、古字、俗写字，以简体字律齐，不出校记。通假字保留原字，首见处出校说明。

4. 原书中可以确认的脱讹衍倒，有校本可据者，据校本改并出校注明，无校本可据者，出校存疑。

5. 底本与校本有异，可以确认底本讹误者，据校本改并出校说明；文义均通者，不出校，悉从底本；难予判别是非者，原文不动，出校说明。

6. 书中插图均据粹文堂本原图重新绘制。

7. 原书目录过于简略，此次校注为方便查阅，据底本正文重新编排目录。

8. 删去原书文后“古歙许佐廷乐泉氏谨识”字样。

序

《四库全书·医家类》九十七部中有《银海精微》《脚气治法》《伤寒舌鉴》，而喉症无闻，盖昔人尚不以此为大证也。今则病此者多，值岁气加临之年尤剧。仓促之间，治不如法，动至夭没，良可悲叹。越人有言：人之所病，病病多；医之所病，病方少。然则得方而广传之，或亦济人之一术欤！此书传于乐泉许君，云是郑氏秘本，今观书中有子药、午药诸名，则许氏之言良信。余既得而珍之，当以引觐①。再来京师，因重为刊刻，俾由都中而达之四方。若夫神而明之，则存乎其人焉尔。

同治癸酉九月宝应朱寿镛识

① 引觐（jìn 进）：推荐。

叙

廷幼读儒书未竟，长而习轩岐之学，涉猎廿余年，每临症兢兢恐误，以是幸免尤焉。尝谓病自《金鉴》列十三科，唯喉科为最要。盖喉为心肺肝肾呼吸之门，饮食言语出纳之道，苟患痹结，身命立倾。历览《正宗》《秘录》《锦囊》《冰鉴》诸书，每多备此遗彼，不能缕析条明，中心缺然。道光庚子，见吾乡西园郑先生专业是科，回生起死，咸目为仙。廷留心访询，盖有秘本，于是展[①]转购得，凡三昼夜抄成。遇有此症，按方施治，无不效者，或阴阳异宜，亦凭脉增减，应手而愈。

同治二年春，廷于役[②]下蔡，是书载行簏中，途次遇贼，仓皇奔避，行李书籍捐弃一空。三年春，监修泗州试院，见舟人携竹簏相售，识为故物，遂购之。余物皆失，是书独存。嘻！异矣！是年秋，偶晤句容杨君春华，渠方以重价购《紫珍集喉科》付梓，内载七十二症方法。廷读之，惜其不详，出是书示之。杨君大喜，如获拱璧[③]，乃并刊之，附廷十年证治之验于后。剞劂[④]既成，惜

---

① 展：古同“辗”。

② 于役：即行役。谓因兵役、劳役或公务奔走在外。

③ 拱璧：大璧。《左传·襄公二十八年》：“与我其拱璧，吾献其柩。”孔颖达疏：“拱，谓合两手也，此璧两手拱抱之，故为大璧。”后用以喻极其珍贵之物。

④ 剞劂（jījué 几绝）：雕板；刻印。

校对稍疏，不免鱼豕[①]之误。廷年来鞅掌[②]尘俗，未遑精绎。今春稍暇，细将原板字画改正，重付梓人，并彰杨君首善之心，及郑先生救世之术，且望海内君子留心习此，俾斯民咸登仁寿而不致有夭折之叹，则是书之失而复得，所系岂浅鲜哉！

同治戊辰嘉平[③]月古歙许佐廷自叙

---

① 鱼豕（yúshǐ 雨史）："鲁鱼亥豕"的略语。"鲁"和"鱼"、"亥"和"豕"篆文形似，以致引起误写错读。葛洪《抱朴子·遐览》："谚曰：书三写，鱼成鲁，虚成虎。"后以"鲁鱼亥豕"泛指书籍传写刊印中的文字错误。

② 鞅掌：谓职事纷扰烦忙。

③ 嘉平：腊月的别称。《史记·秦始皇本纪》："三十一年十二月，更名腊曰'嘉平'。"

目　录

上　卷

下　卷

上　卷

喉症要说

喉有二孔，左为咽属胃，纳食之关，右为喉属肺，纳气之关。口内上腭属胃阴，下腭属脾阳，舌之中属心，四围属脾，舌根亦属心，小舌又名帝丁[①]，属胃。喉之左右舌根属肝，外两耳垂下亦属肝，牙根上属胃，下属脾。《内经》云“一阴一阳结谓之痹”。一阴者，手少阴君火，心主之脉气也；一阳者，手少阳相火，三焦之脉气也。二脉共络于喉，气热则内结，结甚则肿胀，胀甚则气痹。痹者，不仁之谓。乳蛾、喉闭、缠喉风等症，皆名曰痹，有风寒火湿毒虚之别。如肿而多痰，风也；淡白而牙紧，风寒也；色紫不肿而烂者，风伏寒也；红肿而脉浮者，风火也；烂而不肿，脉沉实者，毒也；脉细数而浮者，虚火也；细缓者，虚寒也。或风火相抟，或寒暑相杂，其症不一，变幻多端，依此类推可也。而诊脉右寸洪紧者，肺风也；两关浮数者，胃火肝风也；左寸浮洪者，心火也；右寸沉迟者，肺伏寒也，沉数者，肺伏热也；右尺洪大，三焦火旺也，伏洪而无力者，肾虚火也。可总用六味汤加减。遇凶险之症，细诊六脉，复察形穷源，对症用药，自

① 帝丁：即现代解剖学中的“悬雍垂”。位于口内软腭游离缘中央。

然可愈。经云神圣工巧，不过望闻问切。若天柱倒陷、面黑色焦、鼻如烟煤、张煽不定、目睛突出、汗发如雨、咽喉干痛声哑、手足膝盖发麻、发喘及呃、脉息如丝，皆死症也。

凡舌苔，白主寒，黄主热，焦热甚，黑热极。然亦不单论色，如有津者，虽黄非真热也，不可投凉药，宜引火归原。大舌边起疮、破痛，乃脾火，可用清凉之药。喉痈地位属肝，若连内寸许，或烂或肿，则属脾胃火毒之症，结毒亦有之，但二关脉沉者方是。若二关脉浮者，非结毒也。

大抵风热者十之七，火症十之三，寒症十无一二也。医者当审其病由，参之时令，涌吐其痰。去痰之法，先备温水，使病人漱口，然后或点刺，或吹药，令其垂头流出痰涎，俟痰涎少止，仍以温水频频漱之。如虚弱人及病势重者，须要着人扶好，或用银针刺其患处。风热散之，火症清之，火甚者下之，阴寒者温之。若初起骤用寒凉之药，则上热未除，中寒复生，其毒乘虚而入，即喘不休，死不救矣。

危症最不易治，亦不易识。如颈似蛇缠者，缠喉风也。内外无形，惟关内上面有红丝毒，未入心，六脉浮滑尚可用药，如脉沉伏则不治矣。凡遇此症，在一日半日内早治，可保无虞。至阴虚喉癣，形如痨虾，皮有青白点子，大小高低似暑天痱子者，此症绵缠最久，或病一年，或病半载，或一月半月而死。如得病在半月前治之，十症可得九愈。

凡昏沉痰多，气急，饮食不进，发热不退，牙关紧闭，脉息微弱者，病必重。若人事不省，痰气上攻，角弓反张，声如拽锯，眼珠上泛，口如鱼口，汗出如油，脉沉细短者，死症不治。

缠喉风及阴虚喉癣二症，最险而难治，要针舌下两边青筋，血红生，血黑死，宜服清膈消痰解毒药。

凡看喉肿处色变红者，即成脓之候，可不刺而自溃。漱口用米泔水，或甘桔汤，或薄荷汤，俱以温和为主，再将山楂焙燥磨细末，煎药内加一撮，此消肿去毒治咽喉之要药也。

看症先视脉象，后看患处，若脉绝、脉怪、脉死，则无须药矣。因毒已入里，非药力所能挽回也。

夜晚看症，最要细心。先用六味汤，天明再加减，最为妥当。

喉内火盛，夜间切不可用灯照看，恐呼吸出入，被火内侵如急症不能不看，宜于病人脑后先点巨蜡，再从迎面用灯照看，则光聚而患处易见矣。

临症用药，生死反掌，医者不可怀希冀之心故意延挨，病者不可起懈怠之念以致自误。古云“走马看咽喉，不待少倾”者，即此谓也。

凡病人壮者药可猛，弱者攻宜缓。

遇症用药后痰少肿退即愈，如溃者用药后越两日即能进饮食，三日无不收功。

喉癣用药后，患处要变红色、知痛痒、有津液润泽者，可治。

若用刀，其刀头上务必蘸巳药亥[1]申药，庶不作痛。动针不可伤小舌，要紧！

用刀针法，刀头、针尖须向自己勾来，不可向病人口内剔去。

喉症应针穴八：少商穴、商阳穴、中冲穴、关冲穴、少冲穴、曲池穴、合谷穴、颊车穴。

咽喉忌下刀处四：咙化、哑门穴、喉关两坳上、舌下筋。

绝形十六：舌卷囊缩、角弓反张、油汗如珠、十指无血、哑喉呛食、喉干无痰、吐血喉癣、声如拽锯、鼻扇唇青、天柱倒塌、两目直视、痰壅气塞、喉白生菌、六脉沉细、脉细身凉、大便十日不通。

绝症四：走马喉风、锁喉风、走马牙疳、缠喉风凡遇上凶险之症，若不吐、不泻、针之无血、药不能入者，皆不治。

喉症歌诀二十二首

喉痹形小而圆，初起可刺，如色紫红、平塌光如镜者，不可刺，宜内消。因其毒发于本原故也

① 亥：粹文堂本作“或”。

歌曰：痹而不仁喉痹名，或生左右小棋形。紫红平塌光如镜，毒发本原针刺停。

喉闭先宜发表清热，再用针刺点后，吹子丑二药

歌曰：积热风痰闭不通，如樱壅塞在喉中。气粗呼吸艰难甚，点刺流涎即见功。

缠喉风宜用煎药发表，兼吹巳药，如见红丝即刺断，再用子药

歌曰：恶寒恶痛喉如束，内外无形气短促。胸前红肿足多寒，若见红丝刺贯速。

呛喉风用针挑破血泡后，上丑药，兼吹子药，煎药宜清热祛痰

歌曰：此症谓之飞丝毒，口中发泡牛黄逐用牛黄点之。燥极点痰热在心痰壅而心中热燥也，忽然呛食终非福。

哑喉风此症牙关紧闭，用鹅翎先蘸巳药，后蘸申药，牙龈抹之，痰涎去尽为度，煎药先发表后清热

歌曰：哑喉风症人当识，口不言兮关闭塞。面紫唇青冷涕流，风疏痰降即无厄。

弄舌喉风此症宜针刺两手少商穴，先用巳药后用子药

歌曰：体发热兮口内肿，舌出频将两手弄。笔针即三棱针患处去痰涎，解毒疏风清热壅。

烂喉风子丑二药和匀上之，再用巳①药收功，煎药宜清热

歌曰：烂喉风症频频热，唇若涂朱口内裂，看其患处

① 巳：粹文堂本作“酉”。

浅和深，治用黄牛与子药。

单乳蛾此症不论已成未成，皆可刺。其形大而长，初用巳药，后用子丑二药收功，煎药先发表后清热

歌曰：看来肿似李桃形，偏在咽喉左右生。此号单蛾宜早治，痰消毒散自然平。

双乳蛾治法与单蛾同

歌曰：双蛾陡起在喉间，关上轻兮关下难。形似鲜红新李子，轻消重刺去风痰。

阴虚喉癣此症宜服滋补解毒药，上半日痛甚者乃气虚，下半日痛甚者乃血虚。不宜发表，吹用卯药及丑酉二药，如日久不减者不治

歌曰：喉癣阴虚肺损时，生斑形若瘘虾皮。时时发热频频嗽，面赤声嘶病不医。

杨梅喉癣子丑二药和匀吹入，后用酉药收功，煎药宜解毒

歌曰：杨梅结毒癣由生，片白喉中秽气闻。白色变黄才可治，郁金子丑共追寻。

连珠癣子丑二药和匀吹之，兼上寅药，再服清热解毒药

歌曰：两坳深处患连珠，初起沿开白色浮。日久渐成八九点，药吹子丑病当除。

喉痈其患在喉咙化合后之正中。到四五日可刺脓，早刺防复肿。未刺前及未溃前先吹巳药，后吹申药，溃后用子丑二药，煎药先发表后清热

歌曰：七情郁结病成痈，五六日间可刺脓。不治须防成冷瘘，巳申子丑药收功。

牙痈先用辰药抹牙龈缝中，如肿不退再用子药，煎服清热解

毒药

歌曰：牙龈紫肿是牙痈，或过劳心胃火攻。不治恐成牙漏症，开关辰药子收功。

牙疔先用申药，后用子药

歌曰：太阴脾土足阳明，二火交攻疔即成。患在牙龈如豆大，排针点破即安宁。

牙宣先用子药，后用酉未二药止血，煎药宜清热解毒

歌曰：此症起时因胃热，壅而宣露常流血。药吹酉未即能除，清胃煎来功最捷。

走马牙疳用米泔水洗净，或温水亦可。先用子丑药和匀敷上，再煎服解毒药

歌曰：小儿疳症属于脾，黑腐沿开臭不宜。子药牛黄兼卯药，穿腮落齿总难医。

痧痘口疳吹宜子丑卯三药，煎药宜泻心胃二火

歌曰：痘余痧后口生疳，烂在牙龈火毒传，若是见痧生满口，须从心胃二经参。

木舌先吹申药，看紫色处用小刀点之，出恶血后，吹子药，服清热解毒药

歌曰：病者心经受风热，忽然舌胀不能说。看时左右共宜针，药用栀翘火气灭。

莲花舌用申药吹之，不退再用戌药，服清热解毒药

歌曰：莲花之症看如何，三舌攒成舌底疴。戌药频搽更宜刺，清心泻火莫差讹。

重腭用子药吹之

歌曰：腭上生来似小桃，心烦无热向身烧。药服黄连解毒饮，吹宜冰片不须刀。

蚂蟥疔用申药点去恶血后，上子药。煎药有表邪发表，无表邪解毒泻火

歌曰：疼而微白蚂蟥疔，腭上生来韭叶形。内不肿兮发寒热，速宜针刺自然平。

喉症方药

主治七十二症十二方

子药

明朱砂六分　硼砂五钱　梅片五分　元明粉五钱，制

共研细末。喉中溃烂，吹之能去腐生新。

丑药

雄精一钱　梅片五分　胆矾即石胆，生铜坑中，能磨铁作铜色者真，二分，火煅

共研细末。治口内腐烂，用宜少不宜多，孕妇忌。

寅药

青黛一两　人中白五钱　黑山栀五钱　梅片一钱　厚朴切片用　黑枣三两，去核包之，火上煅存性，五钱

共研细末。治口疳如神。如遇伤寒口疳，另加尿坑砖一角，火煅研末。

卯药

梅片一钱　雄精二钱　靛花二钱　元明粉二钱　硼砂五钱　粉甘草一钱　川连二钱　人中白三钱，煅存性　铜青五分　煅黄柏二钱，蜜炙　鸡内金一钱，焙　砂纸一张，上写某年月日，煅存性　枯矾一钱　鹿角霜一两

共研细末。能解毒退肿，去腐生肌。治阴虚喉癣尤妙。

辰药

胆矾研末，冬月取青鱼胆汁和匀成块，阴干研细用，磁瓶收贮

凡牙关紧闭食不能进，口不能开，用鸡毛蘸擦两牙底，流去涎痰，少顷即开矣。此药陈一二年方可用。又鸭嘴胆矾二钱半，白僵蚕五钱炒，研末，名二圣散，凡喉痹、喉风，以少许吹之吐涎效。

巳药

梅片二分五厘　雄精二钱　焰硝一两五钱，要枪硝，煅乃佳

共研细末。治单双蛾初起，用此药开痰即愈，未溃可用，已溃不可用。性与申药同，见功更速。如痛肿者先吹巳药，后吹申药去雄精，名锁匙散，专治双乳蛾，神效。

午药

川连一钱　明矾一钱　牙皂一钱，去皮弦，新瓦上焙存性

共研细末。治喉中痰塞，不可多用。吹时须着人扶好病人，令其垂头流去痰涎，如声似雷音，再以温水徐徐漱

之。功与辰药同，但性太猛，不如用辰药稳，当临时看症，酌而用之，孕妇忌。

未药

雄精二钱　朴硝五钱　硼砂二钱

共研细末。如喉咙紧闭不能吹药，用此药吹入鼻内，其口即开，一切喉症皆可用。

申药

元明粉一两　雄精一钱

共研细末。能去痰消肿，不刚不柔，神妙莫测。孕妇及虚弱人、病势重者，皆不可用。

酉药

鸡内金要不落水者，瓦上焙干，一钱　梅片一分

共研细末。吹患处可止疼，如腐烂疼痛加子药，若要收口加儿茶一钱。

戌药

硼砂二钱　元明粉三钱　青盐火煅红，放在地上越一日去火毒，一钱　麝香　冰片少许

共研细末，名紫雪丹。擦重舌、莲花舌妙，余症不可用。

亥药

巴豆二十一粒　生明矾一两

共入银礶内熔化，看矾枯取起放地上一宿，去巴豆。每用一两矾加小姜黄末一钱，面糊为丸，用雄黄末二

钱为衣，丸如桐子大，每服七粒，姜汁汤下。症重者用辰药后可服此丸，轻者不用此药神妙，既能开关窍，又能降痰，乃起死回生之灵丹也。又专用上制过枯矾一味研末，治双乳蛾神效，名玉锁匙，孕妇忌。

治喉风、喉痹、喉蛾二方

真牛黄一钱　露蜂房五钱，黄色者佳，焙存性　大冰片二钱　青黛二钱　硼砂二钱　熊胆二钱

共研细末，要在五月五日午时合制此为喉科第一要药，凡遇不治之症，吹此药即可开关。

真牛黄　冰片各一分　硼砂　雄黄各二分　川连　黄柏各一钱　朱砂　青黛各二钱　青鱼胆两个，阴干

共研细末，临时吹之。

治喉痹、喉痈、喉蛾三丹

麝香一分　冰片二分　牙硝二钱　硼砂四钱

名回雪丹，去麝香名品雪丹，再去冰片名吕雪丹。以上皆不见火，研极细末，每次吹一二分，奇效。

治喉蛾方附漱口方

麝香　梅片　牛黄　血竭各二分五厘　礞朱　黄连　儿茶各五分　朱砂五钱　硼砂一钱二分

为末，吹患处。先用防风、甘草、银花、薄荷、荆芥、盐梅、栗蒲壳即栗外毛壳，煎汤漱口后，吹前药。忌发物、煎炒、椒蒜等类。

穿喉蛾三方一名代刀散

用手指甲清水洗净，瓦上焙黄色为度，每用末一分，加梅片一厘共研吹之[①]。

又壁蟢窝[②]，用银针挑向灯上烧灰，研末吹之。

又土大黄晒干，研细末用簪头蘸点之，蛾即破。

治喉风方

蛇壳不拘多少，阴阳瓦焙干，研末吹之，即愈。

治走马牙疳方附煎方

梅片三分　人中白三钱，火煅　赤砒一钱五分　黑枣七个，去核将药分作七处入枣内，炭火煅存性

研末用。米疳水洗净患处，将药搽上，晚上搽更好。再用牛蒡子、元参、防风、皂刺、蔓荆子、蝉蜕、石膏煎服三剂。忌发物、煎炒、椒蒜等类。

治牙宣出血方

三七七分　牛膝三分　梅片少许

研末吹之，神效。

---

① 共研吹之：文艺斋本有眉批："一方用长指甲三个，灯草一小束，臭虫十枚，共焙干，研成末吹之，神效。"

② 壁蟢窝：又名壁钱幕、壁茧、壁钱窠幕、白蛛窠、壁蟢窠、蟢蛛窝、喜儿窠、壁钱茧、壁蚕茧等，为壁钱科动物华南壁钱和北国壁钱的巢及卵囊。功能清热解毒、止血、敛疮，主喉痹、乳蛾、牙痛、鼻衄、外伤出血、疮口不敛、呕吐、咳嗽。

通闭散

青盐一钱　白矾一钱　硼砂五分

咽喉肿痛，滴水不下，吹之即止痛。

绿袍散

厚黄柏二两，青鱼胆一两，黄柏火上炙干，取起，以鱼胆汁涂上再炙，再涂，以胆尽为度，切片研末，加人中白三钱，青黛三钱五分，梅片三钱，胆矾三钱，硼砂三钱。

研末。治口疳，疔疮颇验。

青金锭名回生丹

元胡索或一枝二枝重三钱，牙皂十四条，煅去皮弦，研末，加青黛六分，麝香五厘。

用水丸重五分。遇症用新汲井水磨化，以绵纸条蘸药入鼻孔内，如病沉重者研末吹之，中风及小儿惊风皆可用。

应用汤药丸散

六味汤主治七十二症，不论红白初起一服后再加减

桔梗一钱五分[1]　生甘草八分　防风一钱　荆芥穗一钱　僵蚕二钱，炒　薄荷一钱[2]

① 一钱五分：粹文堂本作“五分”。

② 一钱：粹文堂本作“五分”。

三黄汤治火症

黄连、黄柏、黄芩俱盐水炒，加石膏、炒栀。

大承气汤

大黄五钱　芒硝三钱　厚朴一钱五分　枳实一钱五分

黄连解毒汤

黄连一钱　炒栀八分　黄柏八分　黄芩一钱

大柴胡汤

枳实　大黄　白芍　黄芩　柴胡　半夏

加姜、枣煎。

犀角地黄汤治胃火热甚吐血、吐衄、嗽血、便血、蓄血如狂及阳毒发斑

生地黄一两五钱　白芍一两　丹皮三钱　犀角尖三钱五分

每服五钱。

四物汤

生地　川芎　当归　白芍

凉膈散

连翘一钱　大黄三钱　芒硝一钱　甘草一钱　炒栀一钱五分　黄芩一钱五分　薄荷一钱　竹叶十个

万灵丹

茅山苍术八两　麻黄　羌活　荆芥　防风　细辛　草乌汤泡去皮　川乌　川芎　石斛　全蝎　当归　甘草　天麻　何首乌各一两　雄黄六钱

上十六味，为细末，炼蜜为丸重三钱，朱砂为衣，磁

罐收贮，视年岁老壮病势缓急斟酌用之。

玉枢丹

用明矾一两，入罐内，桴炭[1]上熔化，再入枪硝、硼砂各三钱。

以上三味和匀如指头大，逐层熔完，待罐口铺的如馒头样，方用武火炼干枯，用净瓦覆罐口，一时取起，研细，用牛黄少许、冰片六匙，水调滴丹上，仍上罐口烘干听用。

六味地黄丸治肝肾不足，真阴亏损，经血枯竭，憔悴羸弱，肾水不足，虚火上炎

即前方去桂、附加知母、黄柏、地黄砂仁酒拌，九蒸九晒，八两，山萸肉酒润，山药四两，茯苓乳拌，三两，丹皮三两，泽泻三两。

上蜜丸，空心盐汤下，冬酒下。

桂附八味丸治相火不足虚羸少气

即前方加桂、附各一两。

知柏地黄丸治阴虚火动，骨痿髓枯

即前方去桂、附加知母、黄柏各二两。

增补治验白缠喉风方[2]养阴清肺

大地生二钱　麦冬一钱二分　丹皮八分　元参一钱五分　贝母八分　生甘草五分　白芍八分　炒薄荷五分

---

① 桴炭：轻而易燃的木炭。

② 增补治验白缠喉风方：底本无此方，据粹文堂本补。

热甚加连翘去白芍，燥甚加天冬、茯苓，小便赤加木通，大便不通加元明粉，如有内热及发热勿服表药，照方服去，热自退。症重酌加分两，连服数剂，无不愈者。

广疮药[①]

十八味神药

龙骨生肌散

结毒紫金丹

① 广疮药：以下四方，有方名而无组成，有疑待考。

下　卷

喉症图说

左手脉部位

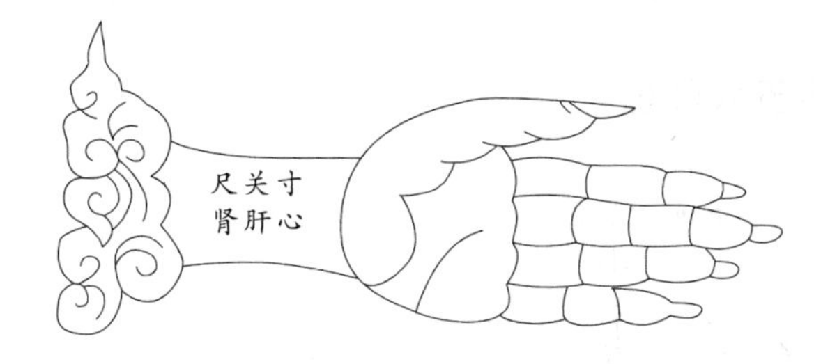

右手脉部位

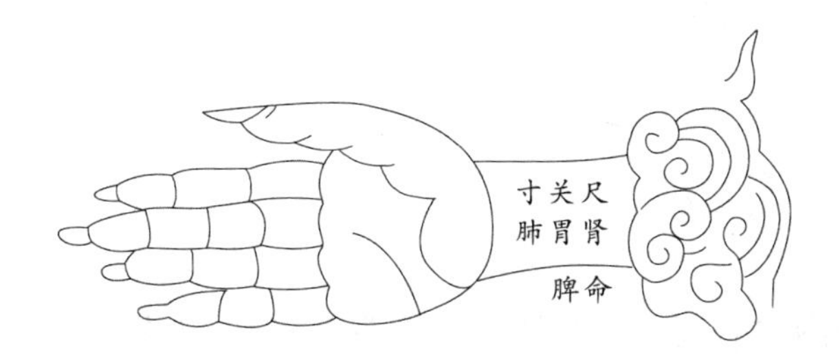

人一呼一吸，脉来四至五至为平，反是者病。心脉浮大而散，肺脉浮涩而短，肝脉沉而弦长，肾脉沉实而濡，脾胃脉和缓，此皆是人之本脉也，反是者亦病。

右手五穴部位

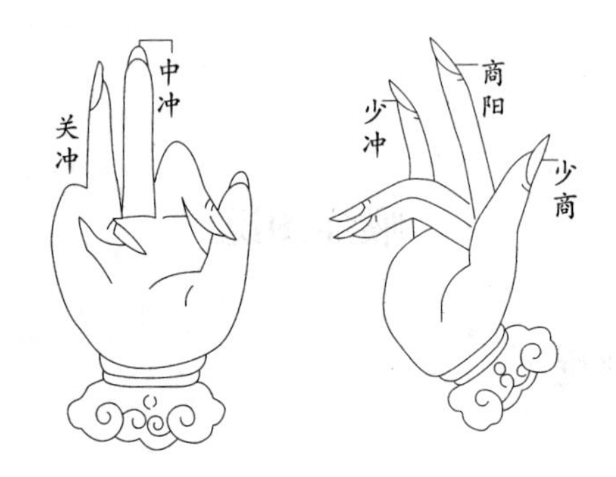

左手五穴部位

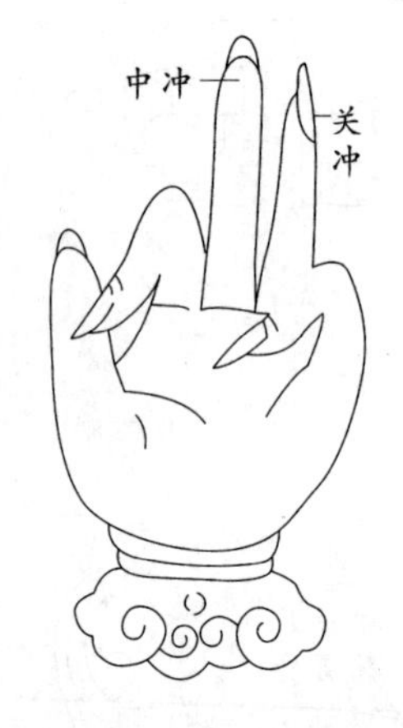

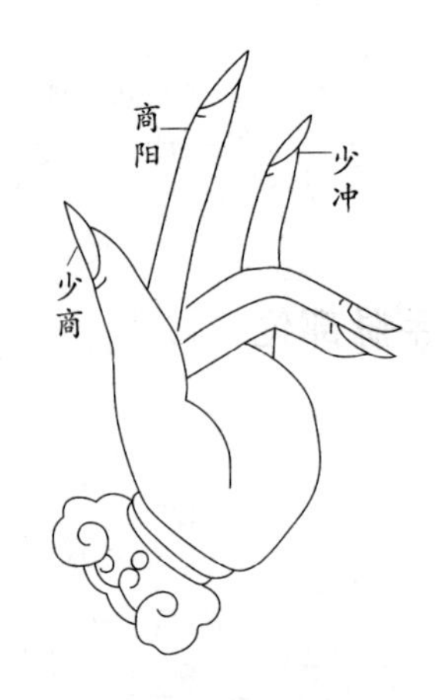

少商穴：手太阴肺经，在手大指内侧去爪甲角一分。宜以三棱针刺之，留一呼吸出针。

商阳穴：手阳明大肠经，在手食指内侧去爪甲角陷中一分。针一分，留三呼出针。

中冲穴：手厥阴心包络经，在手中指指端去爪甲角一分陷中。针一分，留三呼吸出针。

关冲穴：手少阳三焦经，在手无名指外侧去爪甲角一分。针一分，留三呼吸出针。

少冲穴：手太阳小肠经，在手小指内侧去爪甲角一分。针浅一分出针。

足阳明手阳明应针穴部位

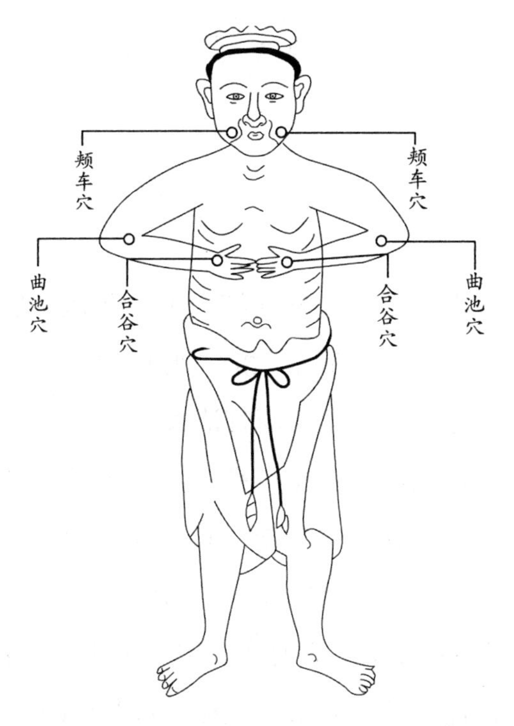

颊车穴：足阳明胃经，在耳下八分曲颊端，近前陷中，侧卧开口有空处取之，针三分。

曲池穴：手阳明大肠经，在肘外脯骨[1]屈肘横纹头陷中，以手拱胸取之，针五分，留七呼出针。

合谷穴：手阳明大肠经，在手大指食指歧骨间陷中，

① 脯骨：当作“辅骨”。

针三分，留六呼出针。

咽喉十一症

帘珠喉

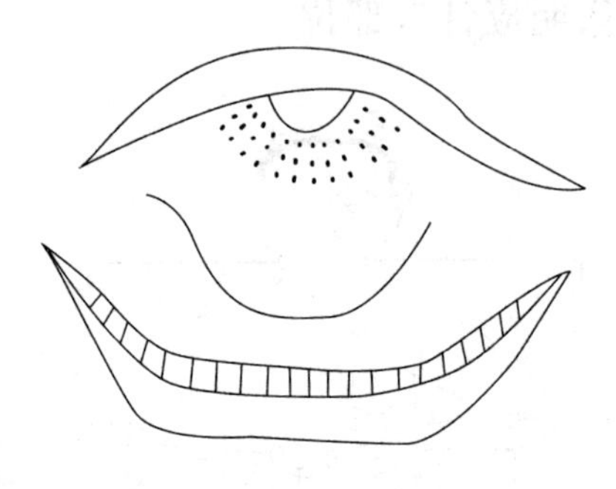

此症因热毒郁积，满喉如细白网，两边微肿，根有白点带红色。小舌红肿，咽水大痛，脉两寸浮洪，两尺亦数大而洪，此上盛下虚症也。药宜清火。

治用六味汤加盐炒黄柏二钱，酒炒黄芩二钱，盐炒知母二钱，熟石膏五钱，山豆根二钱，盐炒元参三钱，山栀一钱，木通一钱。服一剂，再加连翘三钱，紫地丁三钱，熟地二钱，丹皮二钱，草河车二钱，川连二钱，金汁一钟，或煎柏枝汁一钟，冲服。吹药，六七日即愈。

呛食哑喉

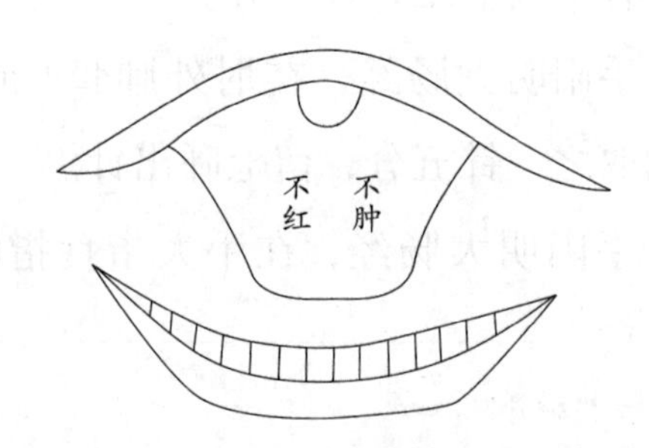

此症因伏邪在肺，声哑呛食，六脉迟细，乃阴症也。

一少年病此三载，饮食少进。余细诊脉，尚有力有根，用六味汤加桂枝、木通、白芷各一钱，半夏二钱姜炒，麻黄、细辛、诃子各一钱，苏叶三钱，皂核五钱，五六服，病顿退，惟声哑。换加桔梗一两，诃子、甘草各七钱，薄荷一钱以上俱童便炒，煎数沸，噙漱，徐徐咽下，服十剂愈。

内外肿喉

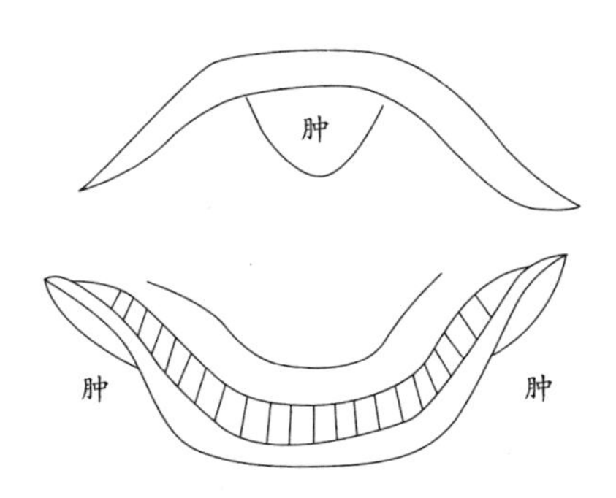

此症生于关下，阴阳相结，内外皆肿，或有烂斑，乃火郁之症。急针少商、商阳两手四穴，治用六味汤加酒炒黄芩三钱，熟军五钱，海浮石二钱，服一剂。换加丹皮一钱五分，生地二钱，酒炒黄芩二钱，生石膏三钱，炒栀一钱，木通一钱。如背寒加羌活，胃热加葛根。当以柏枝汁汤漱之。

虚哑喉

此症喉间不肿，两边关内微见红点，声哑不明，牙关不开，乃内外风火，因喜食酸涩之物，肺气不清故也。治用六味汤加细辛三分，苏叶二钱，服一剂。如声音不哑，

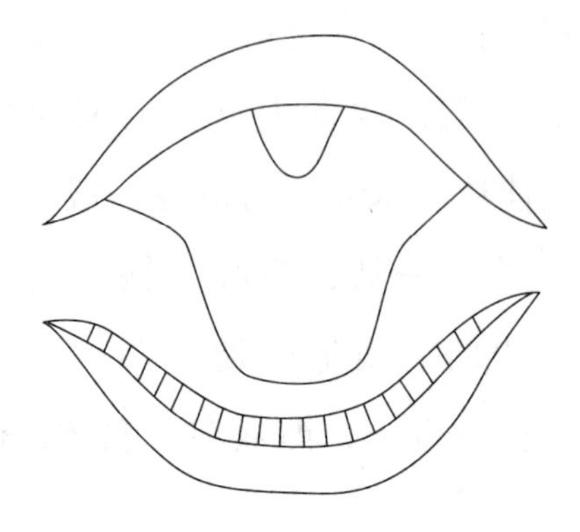

换加生地、丹皮各二钱，盐水炒山栀、木通、花粉各一钱，一服即愈。

声哑喉

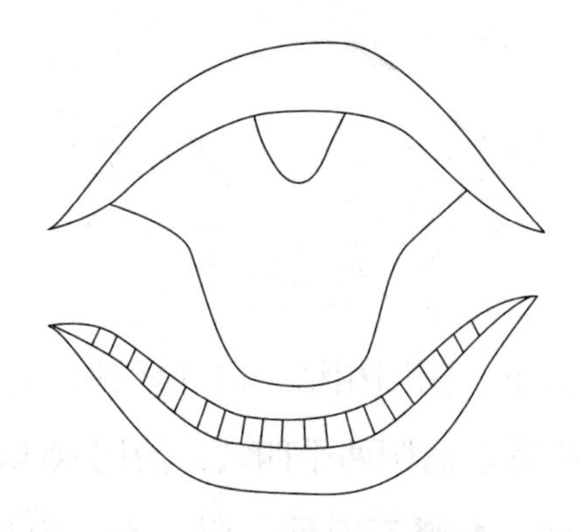

此症不肿不红，又无烂点，惟觉干痛，难于饮食，乃肺家伏寒也。初起不可用凉药，凡遇此症非三四月不能全愈。治用六味汤加苏叶、麻黄各二钱，细辛五分，二服后，麻黄、苏叶各减半，再二服，换加花粉、黄芩、羌活、姜炒半夏各一钱，皂角核十粒，诃子二钱童便炒，四五服可愈。

烂沙喉

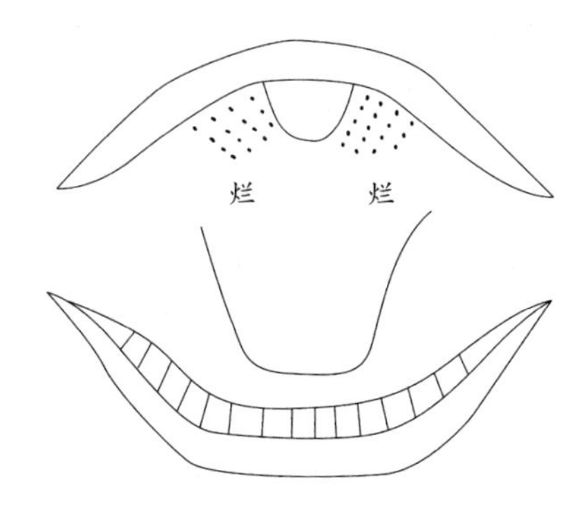

此症发于脾肺二经，生关内。喉癣部位肿烂，右关脉急，因伤寒后表邪未尽也。治用六味汤减半加酒炒黄芩二钱，花粉一钱，盐炒元参二钱，葛根一钱，生石膏二钱五分，淡竹叶二钱，草河车二钱，连服四剂。如烂斑不退，大便不通，加生大黄三钱，津化八仙散、玉枢丹各五分，三服收功玉枢丹即紫金锭也。

喉癣

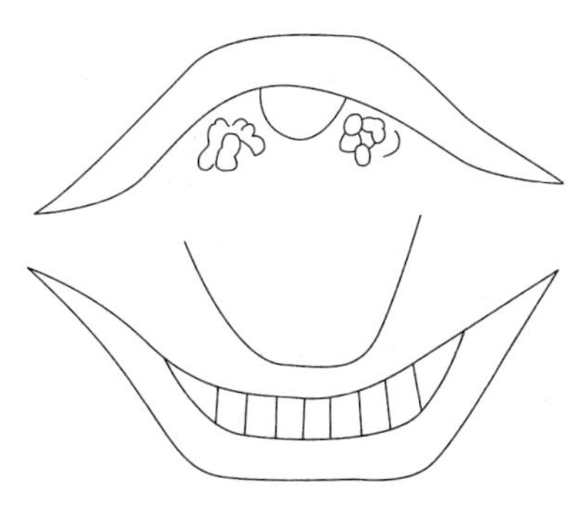

此症因肾虚火旺，癣发于喉。微红不肿，上有斑点，青白不一，如芥子大，或针孔、绿豆大，点上生刺，饮水

大痛，声哑，咳嗽无痰，六脉细数。治用知柏地黄汤兼四物汤加麦冬、炒元参、盐炒女贞子、枸杞各二钱，首乌、阿胶、人参、洋参各二钱或煎药不用二参，丸药用之。十服后，无效换桂附八味丸加盐炒女贞子、枸杞、人参、洋参，每服四钱，冷服，此引火归原法。

喉疳

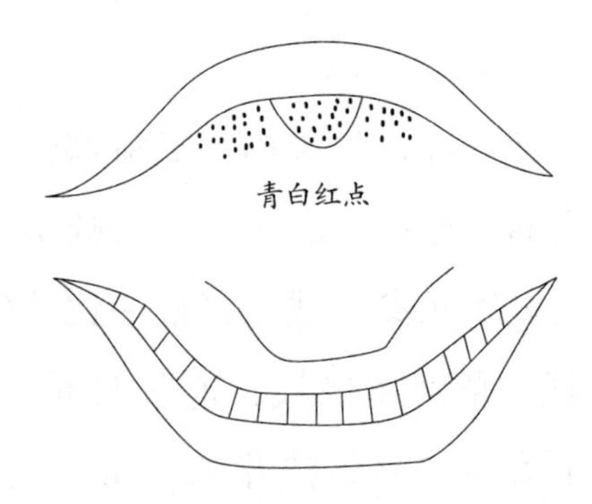

此症肾虚火旺，沸腾上部而发。喉间上腭有青白红点，平坦无刺，故名喉疳。声不哑，不咳嗽，两尺脉虚者是也。治用六味汤去荆、防、蚕三味，加盐炒元参、山栀各一钱，酒炒黄芩二钱，丹皮、生地各二钱，盐炒女贞子、知母各一钱五分，男加龟板五钱，女加鳖甲五钱，服五剂。不效加桂、附各三分，另煎入药，冷服见效。再合八味丸加元参、知母、女贞子、枸杞，俱盐水炒，服一料即愈，外吹药。

风热喉

此症感风热而起，满喉发细红点，根带淡白，舌下两边

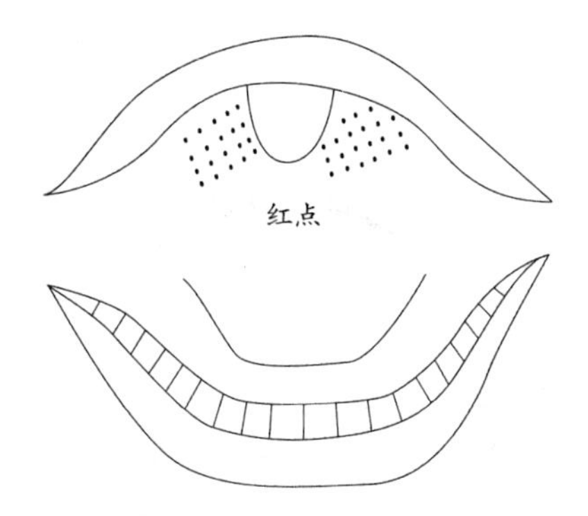

三两块，六脉洪紧。治用六味汤加盐炒元参二钱[1]，酒炒黄芩三钱，山栀一钱，花粉一钱，煎服，外吹药，兼服八仙散。

飞扬喉

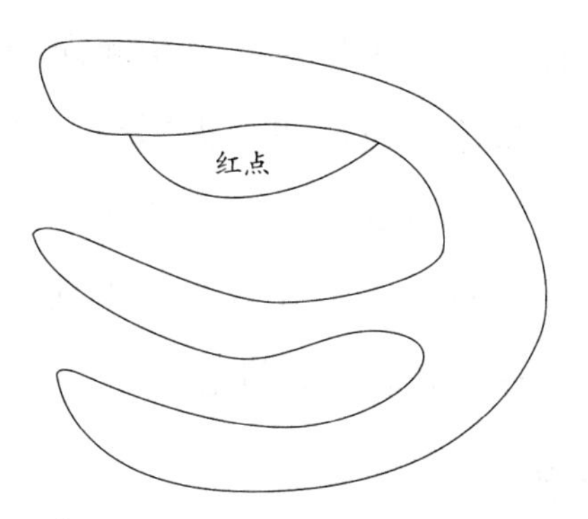

此症风热上壅，上腭红肿，气不能通，咽物不下，从小舌飞扬满口，系凶恶之症，急宜针患处出血，泄去火气，酌用吹药。再用六味汤加连翘、葛根、黄柏、山栀、木通各一钱，生石膏四钱，一二服即愈。

---

① 二钱：原作“钱二”，下文亦偶有出现“钱三”“分五”等，均径改为“二钱”“三钱”“五分”，不重复出注。

紫色虚喉

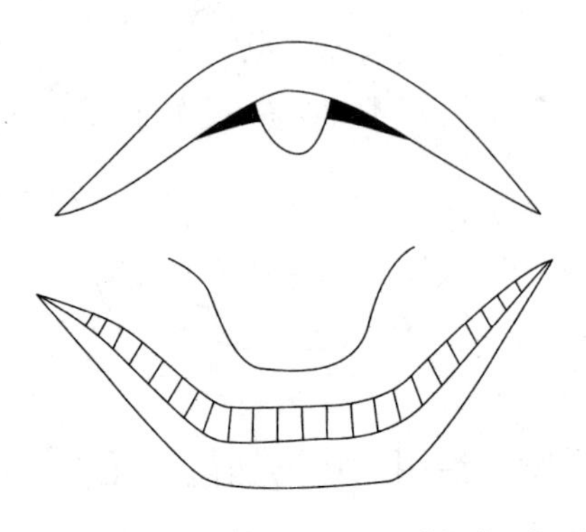

此症乃肺胃伏寒，平而不肿，饮食难进，喉间紫红，吐出之物，状如腐肉。如误认火热，以三黄、犀角等药治之，死矣！故有烂如生漆色者，因初起误服凉药也。余见此等症，即不论名色，视喉间绝无影形，惟满喉皆紫、脉缓身凉者，用六味汤加细辛五分，葛根一钱，苏叶一钱，白芷、川芎、麻黄各一钱，服后紫变为红，换加炒元参二钱，酒炒黄芩二钱，花粉一钱即愈。

喉痹门七症

烂喉痹

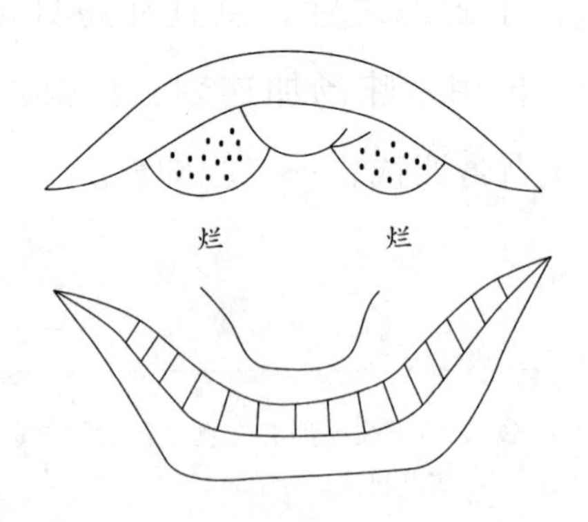

此因肝胃热毒，外感时邪而发。形如花瓣，烂肿白斑，痛叫不食，目睛上泛，六脉浮大，速针少商、商阳、关冲、少冲两手八穴，有血生，无血死。治用六味汤加生大黄一钱，黄芩二钱盐炒入酒少许，元参二钱盐炒，生地、丹皮、海浮石各二钱，山栀、木通各一钱。两服后，去大黄加生石膏三钱，诃子一钱五分，整柏子仁二钱柏枝汁制，煎服，兼八仙散二钱津化下。此症脉细身凉者不治。

白色喉痹

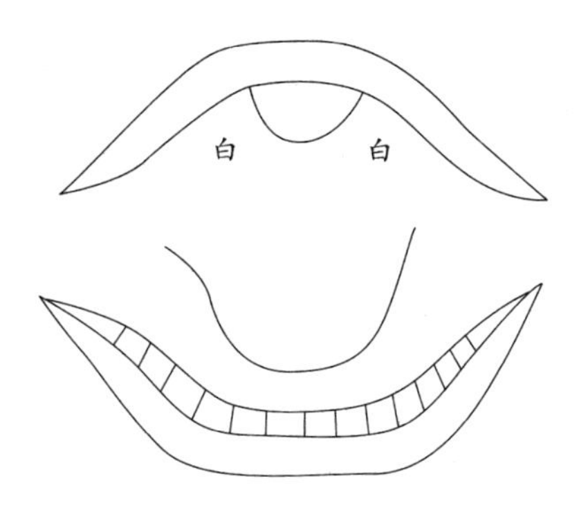

此症因肺胃受寒，脉迟身热。用六味汤加细辛三分，羌活二钱，苏叶、陈皮各二钱，二服可愈。若变红色，干痛，换加山栀、木通、酒炒黄芩、生地、黄柏各一钱，痰多加海浮石、半夏、花粉各一钱。

伏寒喉痹

此症惟肺经脉缓，或肿或不肿，色紫。用六味汤加苏叶二钱，细辛五分，柴胡、海浮石各一钱。不可作火治，

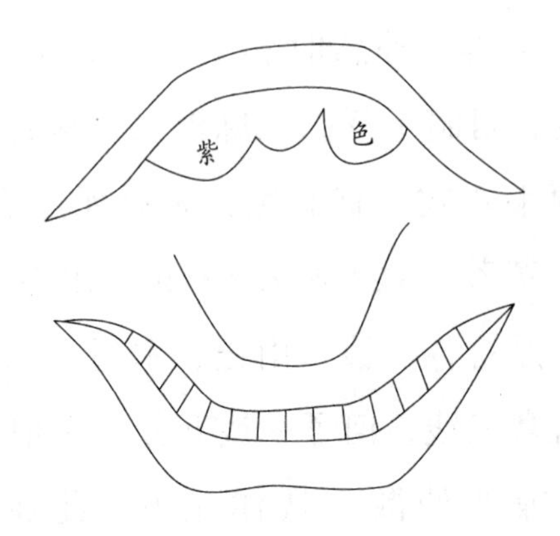

若服凉剂，久之必烂。用六味汤加细辛五分，麻黄、桂枝、苏叶、瓜蒌、诃子、牛蒡子各一钱，甚有吐出紫血块者，亦如此治法。

单喉痹　双喉痹

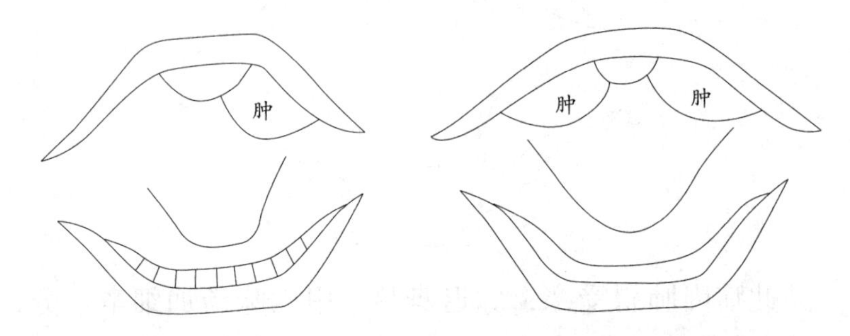

此症生于上腭关内两边，形如橄榄核，痛而难食，乃胃家积热所致，或发寒热，而关脉洪大者是也。速针患处，或少商穴亦可。先用六味汤，一服后，再加黄芩、山栀、木通、炒元参各一钱五分，一服而退烂者用吹药，不可针患处。双单皆[①]治。

① 皆：粹文堂本及文艺斋本均作“同”。

淡红喉痹

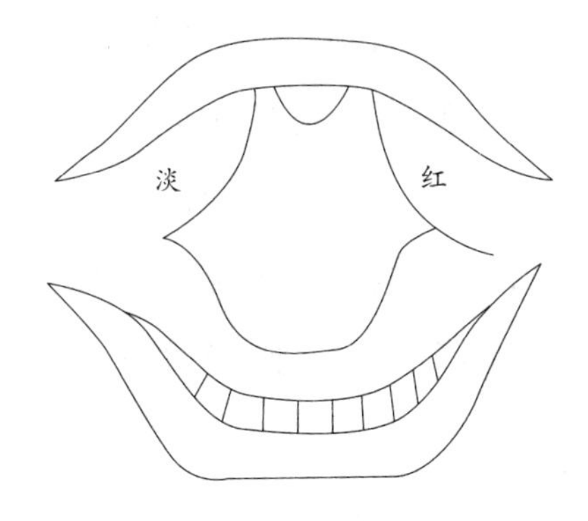

此症肿如鸡子，饮食不下，身发寒热，眼红呕吐，两关脉沉细，两寸尺虚数。因伤寒时邪发表未清，恐有斑毒在内，急针少商、商阳、关冲、少冲两手八穴，或挑破患处。治用六味汤加苏叶、羌活、葛根各二钱，鲜芫荽五钱，如满身发出痧疹，呕吐即止。或身热不退，喉外亦肿，乃因火外泄，换加生大黄三钱，葛根、滑石、黄芩、山栀、元参、花粉各二钱，生石膏五钱。二服后去大黄、石膏，有烂斑用八仙散二钱，津化下，煎服柏枝汁。

走马喉痹

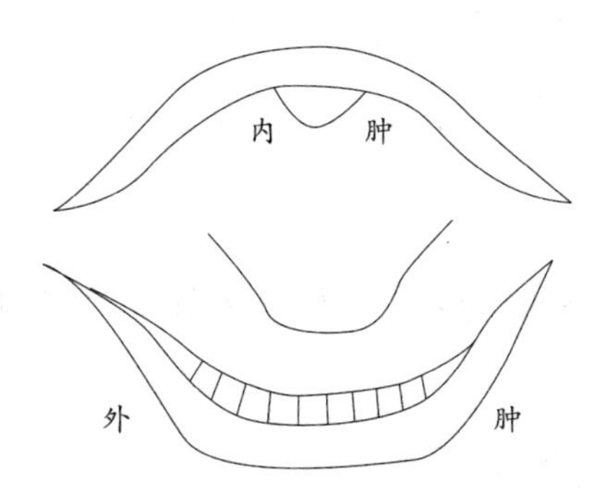

此系急症，内外俱肿，肝脾火闭不通，或发寒热，脉洪大者生，沉细者死。先用六味汤加葛根二钱，柴胡一钱，细辛五分，煎水漱之，再加角刺二钱，归尾二钱，赤芍一[1]钱，草河车二钱，生军五钱，煎服。痰多加海浮石三钱，制半夏二钱，身热背寒加羌活一钱，苏叶一钱。针少商、商阳、关冲两手六穴，血多为妙。

喉蛾门七症

双乳蛾

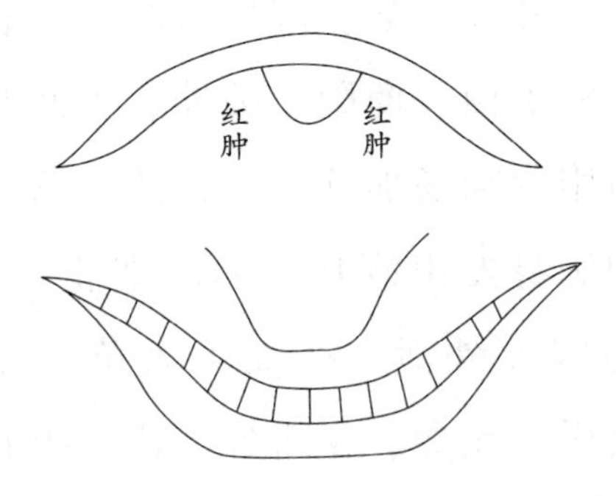

此症生于关口，上部两边如樱桃大，身发寒热，六脉弦数，乃肺胃二经感冒所致，形似乳头，故名乳蛾。治宜先针少商、商阳两手四穴，或挑破患处，出血亦妙。用六味汤加陈皮、海浮石、苏叶、羌活各一钱五分，两服可愈。如肿不退，六脉有力，加大黄三钱。

单乳蛾

此症生于双蛾部位，或左或右，身热干呕，六脉浮

① 一：粹文堂本作“二”。

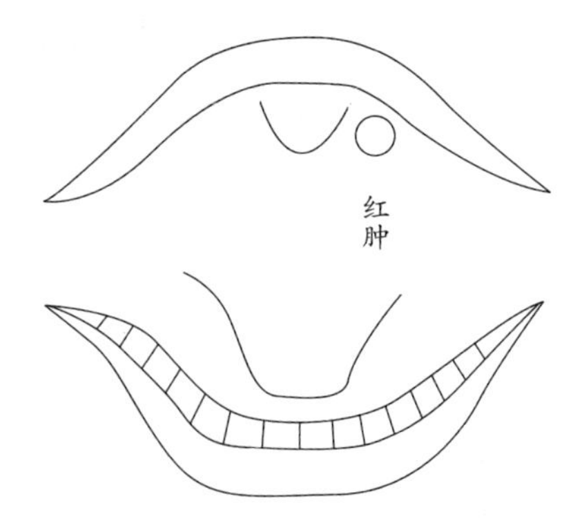

数，恐见痧疹，乃伤寒发表未曾散尽故也。治用六味汤加葛根二钱，苏叶一钱，羌活二钱，鲜芫荽五钱，无鲜者用子三钱，一服后再加黄芩酒炒二钱，花粉二钱，山栀、赤芍、木通各三钱即愈。

烂乳蛾

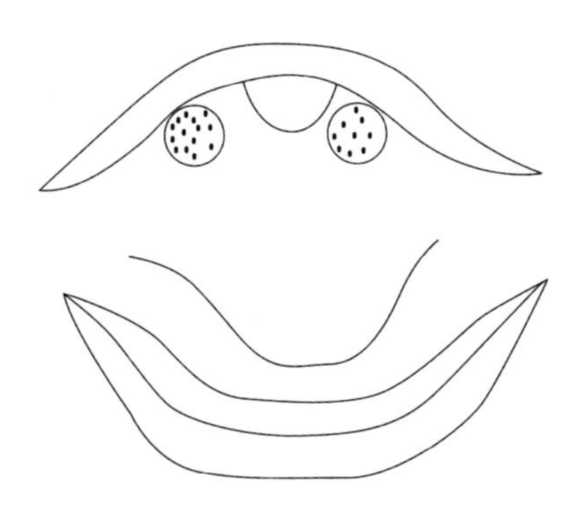

此症因肺胃郁热，红肿烂斑，大痛难食，六脉弦紧。急针少商、商阳两手四穴，冲柏枝汁一杯噙漱，徐徐咽下，再用八仙散五分，津化下。治用六味汤加葛根二钱，苏叶一钱，盐炒元参一钱，炒黄芩二钱煎服。次日去苏、葛二味，加山栀、木通、生地、丹皮、浮石、花粉各二钱，脉大有力加生大黄三钱，脉虚仍用八仙散同柏枝汁照上服法。如声哑背寒用六味汤加葛根二钱，苏叶一钱，羌活一钱，细辛三分。

风寒喉蛾

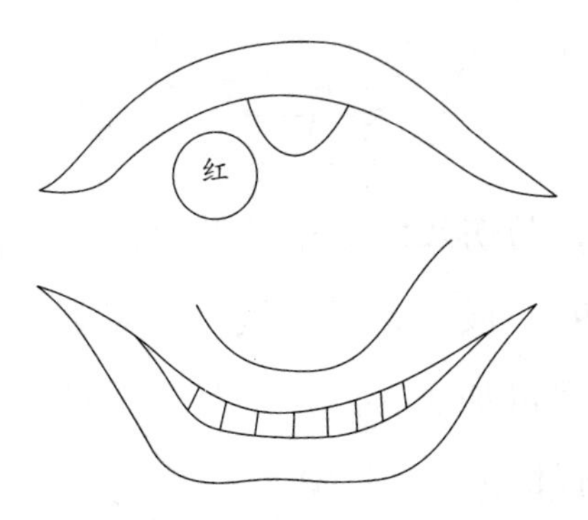

此肺胃症也，因受风寒而起，肿如李，不能俯视，气塞不通，右手寸关脉浮紧。急针少商、商阳、少冲两手六穴。治用六味汤加苏叶三钱，羌活一钱煎服，忌用凉药。

伏寒喉蛾

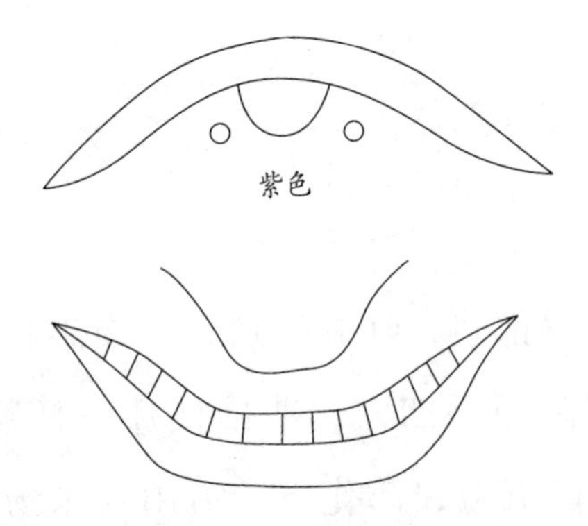

凡伏寒之症，其色紫，治同紫色喉癣。如孕妇用药有碍，将药煎浓漱喉，吐去痰涎，亦可愈。

白色乳蛾

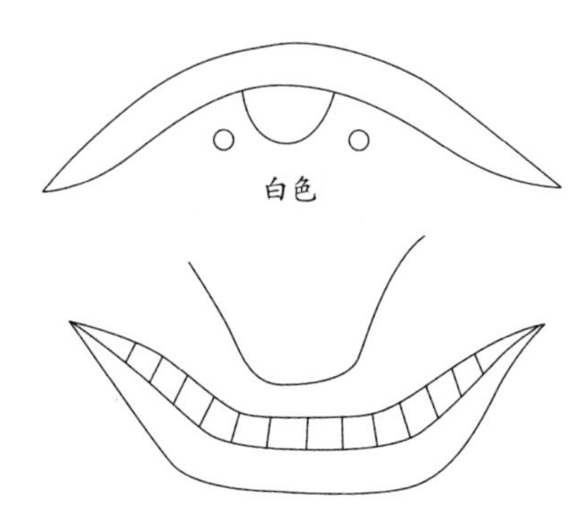

此症肿塞满口，身发寒热，六脉浮弦，乃肺受风寒也。治用六味汤加苏叶二钱，细辛三分，羌活二钱，一服可愈。

石蛾

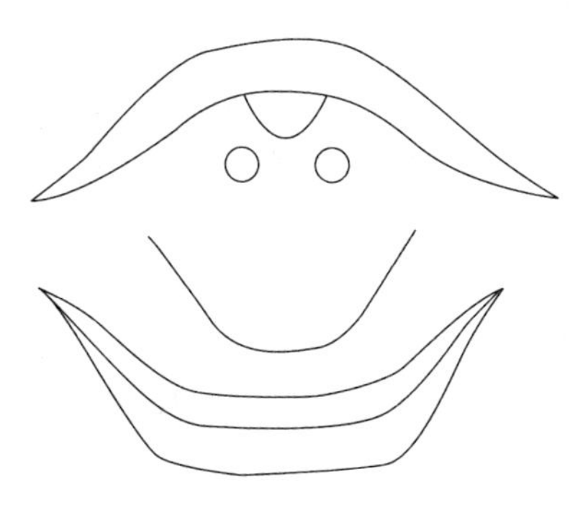

此症生乳蛾地位，少进半寸，乃肝火老痰结成恶血，因本原不足，或遇辛苦即发。治用六味汤加贝母一钱，生地二钱，牛蒡子一钱，麦冬一钱，木通一钱，服四五剂。如不退，去荆芥、防风、僵蚕，加丹皮一钱，灯心二分服，以愈为止。外吹退肿药。

喉风门十二症

内肿锁喉风

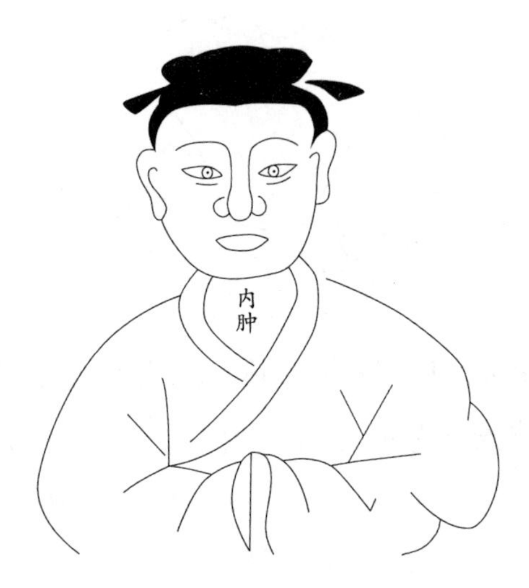

此症阴阳相结，内塞不通，外无形迹，喉内多痰喘，肺胃两经病也。急用吐法，法见下缠喉风门。治用六味汤加麻黄二钱，生军五钱，细辛一钱，苏叶二钱，桂枝一钱，羌活二钱，煎服。服后或泻或吐为妙，如不吐泻，针少商、商阳、关冲、曲池、合谷左右十穴，有血生，无血死。左右寸关脉弦紧洪大者生，沉迟者死。吹用吊痰药。

缠喉风

此症肺感时邪，风痰上壅，阴阳闭结，内外不通，如蛇缠紧，关下壅塞。甚者角弓反张，牙关紧闭，急宜泻吐。如不吐即针，针而无血，六脉沉细者，不治。吹用胆矾、去痰药。治先用开关之药吹鼻、擦牙，以吐为度，并针颊车左右二穴，点艾数壮，或用鸡蛋清冲白矾灌之。如

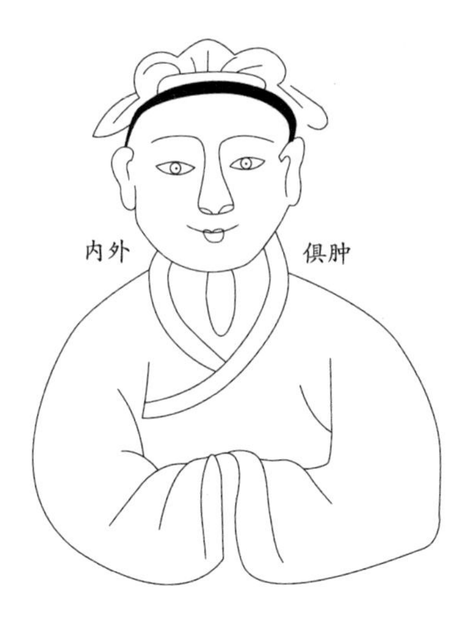

仍不吐，再针少商、商阳、关冲、中冲、少冲两手十穴，取血为度。用六味汤加生军一两，麻黄、羌活、苏叶、诃子各二钱煎灌。

白色喉风

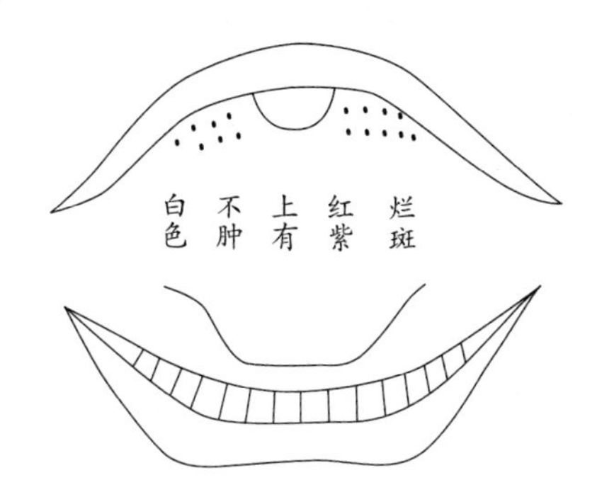

此症因寒包火，伏于肺经，白而不肿，上有红紫烂斑，脉象不数，身热怕寒，火欲外发。治用六味汤加葛根二钱，麻黄一钱，苏叶二钱，柴胡一钱五分，细辛五分，花粉一钱五分，桂枝、羌活各一钱，煎服，兼八仙散二

钱，津化下。变红色换加盐炒元参二钱，酒炒黄芩二钱，炒栀、木通各一钱，二服全愈。紫色喉风同此治法。

酒毒喉风

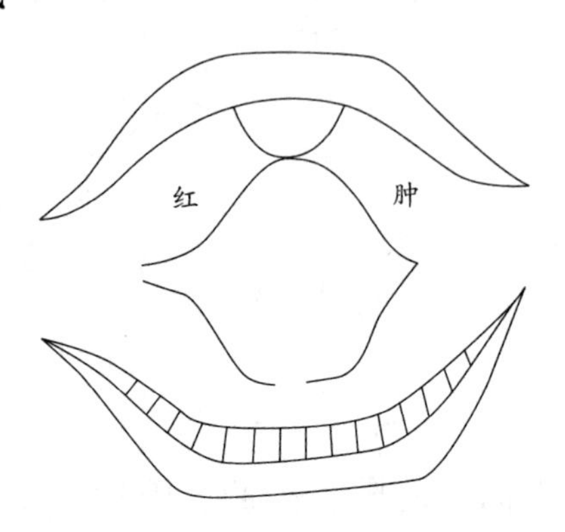

此症因嗜醇酒厚味，毒生关内，红肿痰多，咽物不下，两关脉大，肺脉独迟。治用六味汤加生甘草一两，葛根一钱，海浮石三钱，花粉二钱，枳椇子[①]二钱，山栀一钱，煎漱，来日再加盐炒元参、生地、丹皮各二钱，四服而痊。吹用退肿药。

匝舌喉风

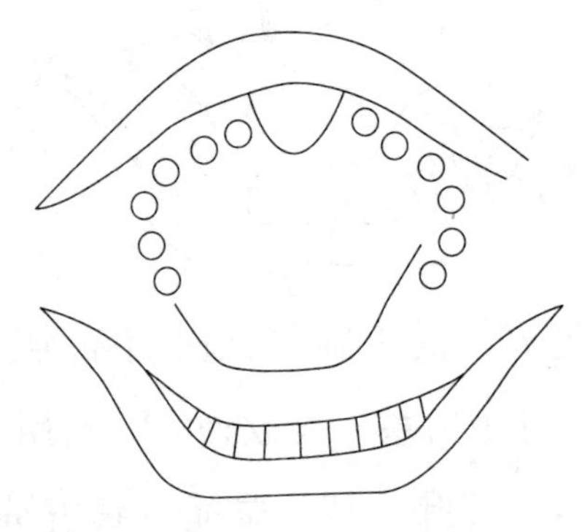

① 枳椇子：即积椇子。

此恶症也，乃肺肝积毒所致，生喉之上下，两边迫于小舌，有泡，或红或紫，外脸皆肿，喉内不肿，舌卷粗大，痊者甚少。治用六味汤加黄连一钱，黄芩二钱，生军四钱，连翘二钱，冲玉枢丹一钱，急服三四剂，或有可生。如牙关黑肿，齿落头摇，不治。

虚烂喉风

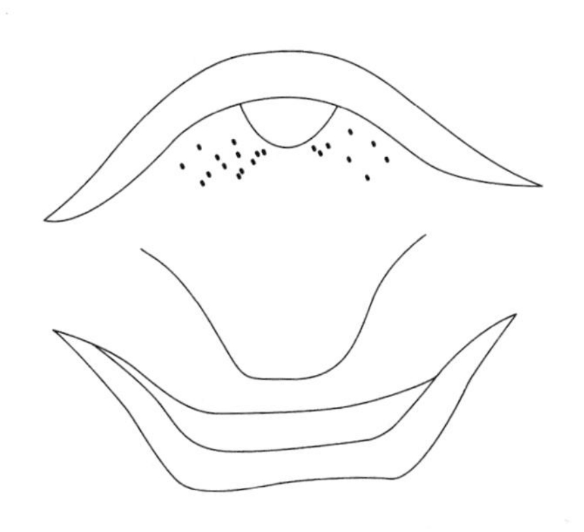

此症因本源不足，虚火上炎，生喉之关内，上下红色，间有白斑，痛烂不肿，六脉细数。治用六味汤加元参二钱盐炒，黄芩二钱酒炒，炒栀、花粉各一钱，生地三钱，丹皮二钱。二服后去六味汤，加盐炒知母、黄柏各一钱五分，服五剂。如两关脉大，作结毒治，照胃经热毒用药。外吹药，服八仙散。

肿烂喉风

此症因风火内炽，肺胃二脉俱洪。治用六味汤加葛根、花粉各一钱。如红烂不退，药不见效，再用六味汤加淡豆豉、木通、山栀、盐炒知母各一钱，花粉、当归、柏

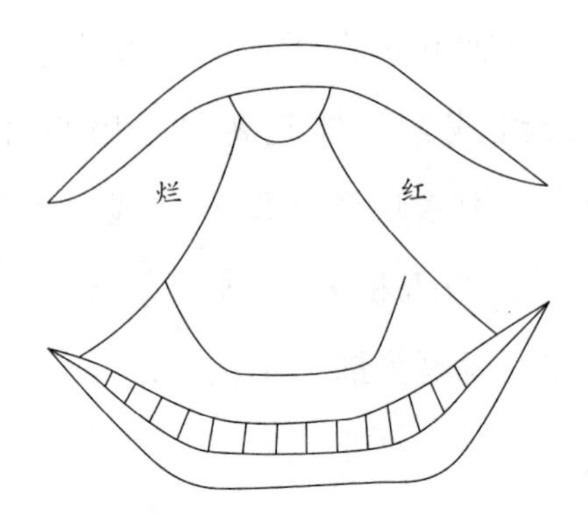

子仁各一钱，丹皮二钱，生地一钱五分，海浮石三钱，用柏枝汁一杯冲药服。外吹消散药。

辛苦喉风

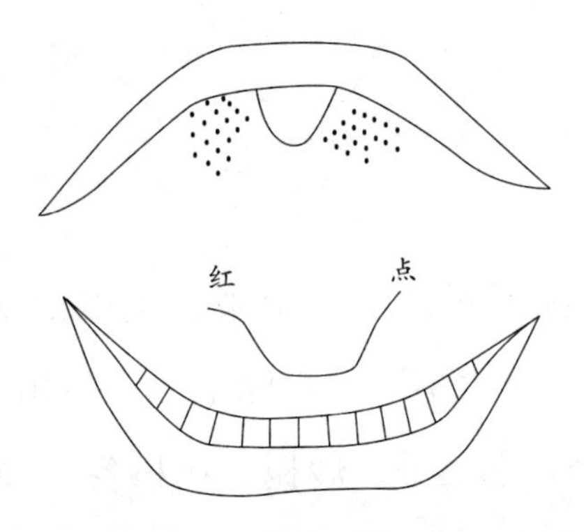

此症因日夜劳苦而发，不肿，微红而痛，小舌左右长出血，上部之脉洪紧。用六味汤加盐炒元参、酒炒黄芩各一钱，山栀二钱，木通一钱，连翘二钱，火重者加生地二钱，盐炒知母二钱，丹皮、泽泻、花粉各一钱，三服可愈。外吹散药。

劳碌喉风

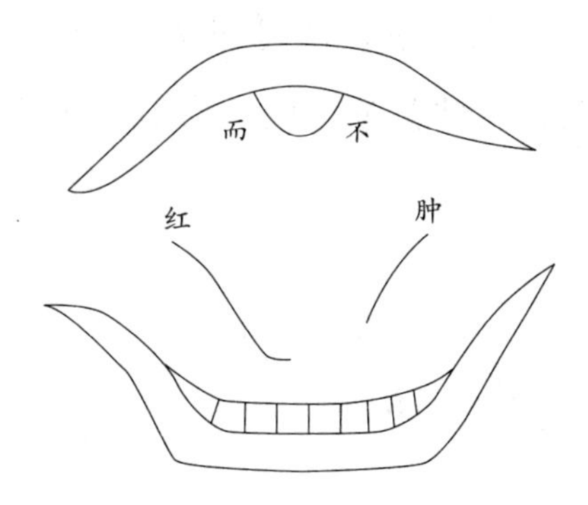

此症肝肾两虚，发于关内，满口喉有红点，根白不肿，常有血腥气，劳碌即发，脉象数而中空，所谓芤脉是也。治用六味汤加盐炒黑色元参二钱，盐炒知母二钱，生地二钱，丹皮、木通各一钱。一服后再加连翘、花粉、酒炒黄芩各二钱，山栀一钱。两日后换用盐炒元参二钱，女贞子、生地各一钱五分，麦冬一钱，炒黄芩一钱，丹皮二钱，枸杞二钱，龟板三钱，生首乌五钱，生甘草一钱，服二剂愈。吹用消散药。

酒寒喉风

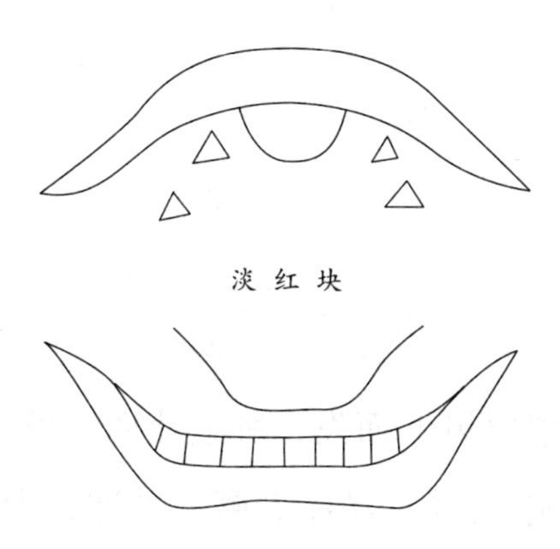

此症因酒后受寒，关内两边有淡红点块四五处，平而不肿，咽物觉痛，身无寒热，六脉洪大。用六味汤加花粉二钱，枳椇子一钱，酒炒黄芩二钱，葛根一钱，二服即愈。

肺寒喉风

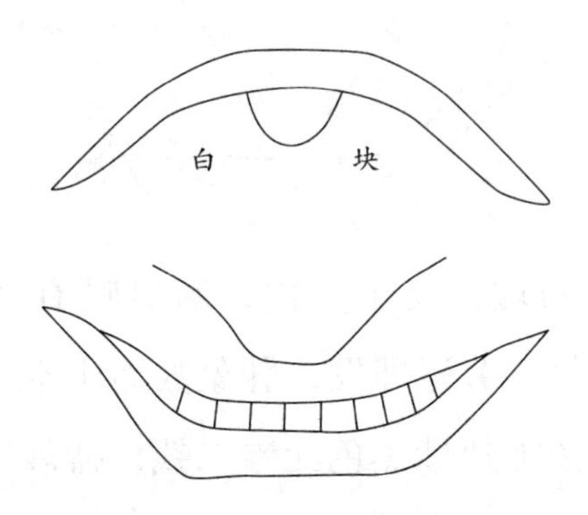

此症因肺受重寒，生关内下部两边，如扁豆壳样，平而不肿，大痛难食，不穿不烂，背寒怕冷，右手寸关脉弦紧。治用六味汤加羌活、苏叶、各二钱，当归、柴胡、牛蒡子、桂枝各一钱，细辛五分，二服即愈。

淡红喉风

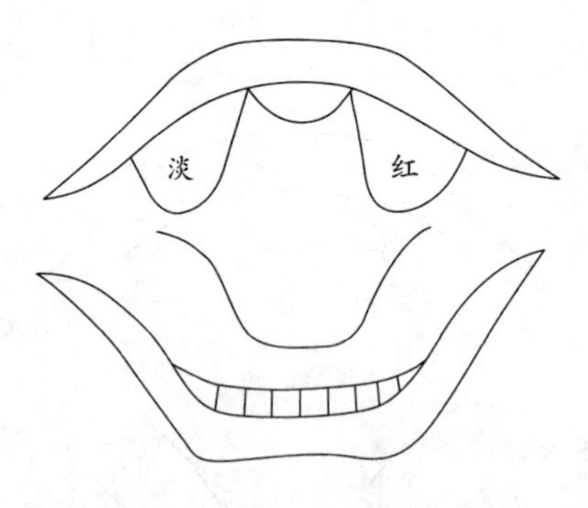

此症肺胃感冒风邪而发，肿连小舌，喉塞不通，声音不清，右手关脉弦紧。宜针少商、关冲、少冲两手六穴，

急者患处亦可挑破。用六味汤加羌活、苏叶、葛根各二钱，一服可愈。

喉痈十一症

伏寒喉痈

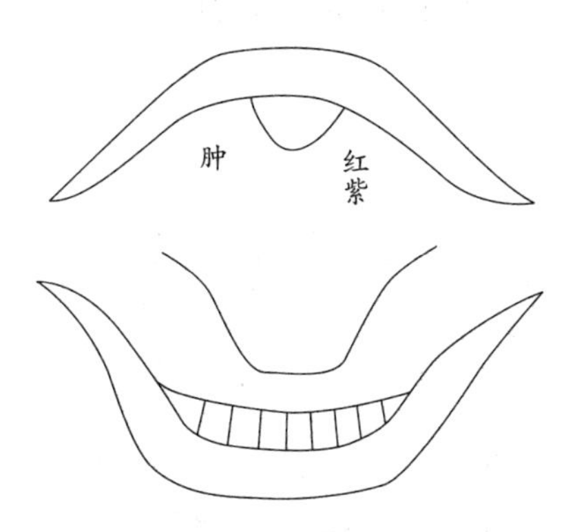

此症因积寒在内，外感时邪而发，其色红肿带紫，脉浮不数。用六味汤加羌活、葛根、草河车、山甲、赤芍、归尾各一钱，细辛二分，二服后去羌活、葛根，加山栀一钱，五日可痊。

肿烂喉痈

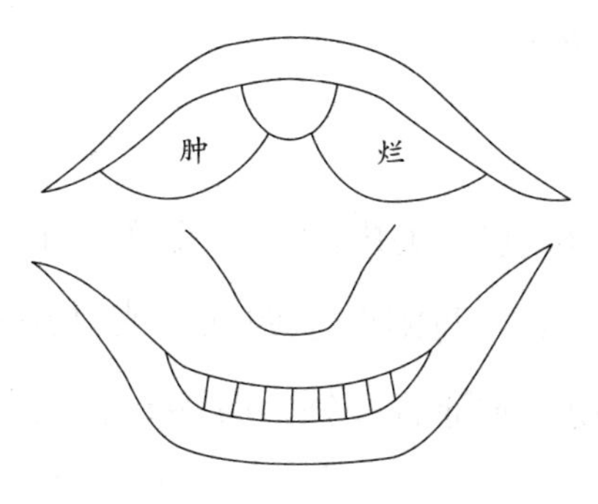

此症脾家积热而生，红肿溃烂，两寸关脉洪大者是

也。宜针少商、商阳、关冲、少冲两手八穴，血多为妙。先用八仙散二钱放舌上，津化下，再用六味汤加盐炒元参二钱，盐炒黄柏一钱，酒炒黄芩一钱，生大黄三钱，山栀、木通各一钱，草河车二钱。泻过去大黄，三日后用十八味神药加柏枝汁，半服半漱即愈，外吹药。

淡白喉痈

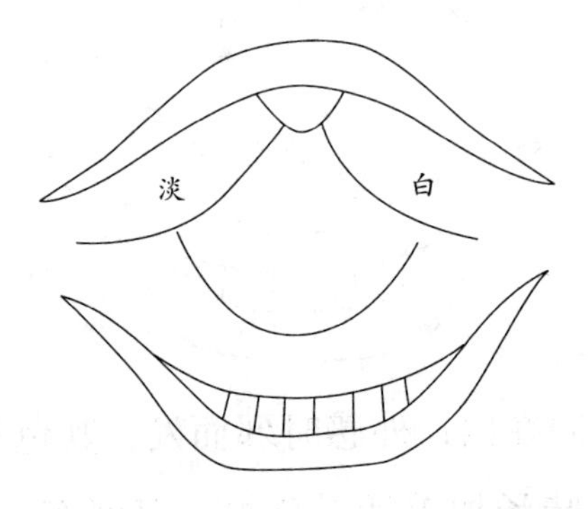

此症因脾肺受寒，肿而不红，六脉俱紧，身发寒热。初起时宜针少商、商阳两手四穴，令出紫血。用六味汤加苏叶、赤芍、归尾各一钱五分，一服。来日再加山甲、角刺、草河车各二钱乃愈。服凉药，七日内必作脓，速宜针破，用子药收功。

大红喉痈

此症因脾肺积热，关内肿胀，其色鲜红，六脉洪大，身发寒热。急针少商、商阳两手四穴，或针患处，令出恶血。用六味汤加山栀、木通各一钱，海浮石、生大黄各三钱，归

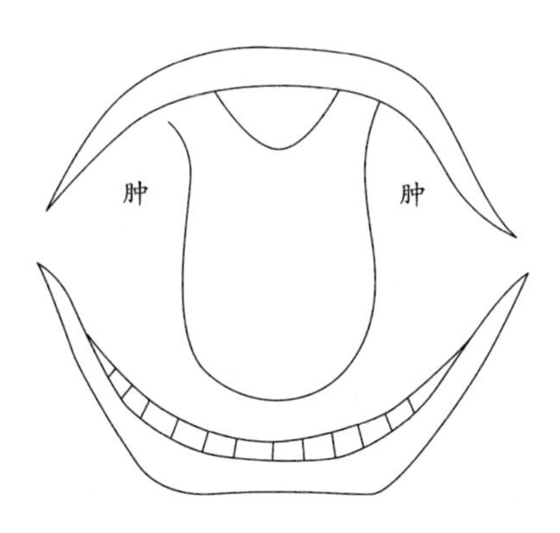

尾、角刺[1]、草河车各一钱，赤芍、花粉、黄芩各一钱五分，先将十味煎二三十沸后，下六味汤同煎，二服可愈。

声哑喉痈

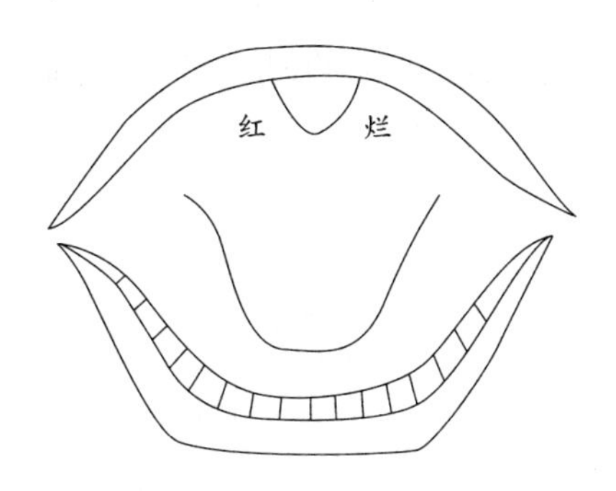

此症因受寒太重，肺脉闭塞以致声哑，饮食难进，或有烂斑，右寸脉沉涩，脾胃脉洪大，背寒身热。用六味汤加羌活二钱，葛根、苏叶各一钱嗽[2]之。二日后声音不哑，换加花粉一钱，乳香五分，葛根、酒炒黄芩、归尾、赤芍、山甲、角针各二钱，再服八仙散、玉枢丹即愈。

① 角刺：粹文堂本作“角针”。角针、角刺均为皂角刺的别名。
② 嗽：诸本同，疑作“漱”。

舌下痈

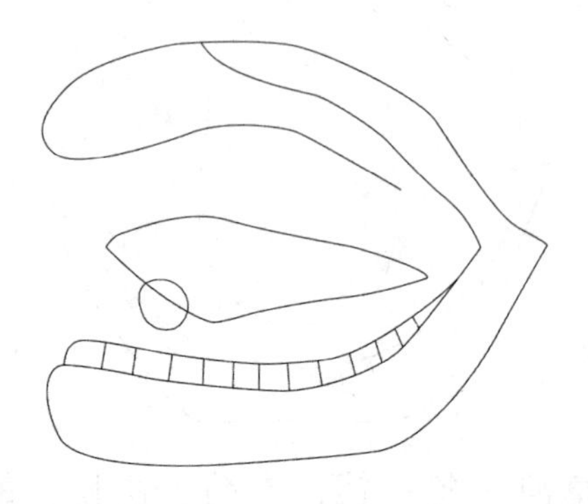

此症因脾肾积热而发，然舌下有金津、玉液二穴通于肾经，水枯方生此症，诊左尺脉洪数者是也。用六味汤加生地、草河车各二钱，葛根、花粉、丹皮各一钱，元参二钱，二服，再用十八味神药收功。吹药如前。

上腭痈

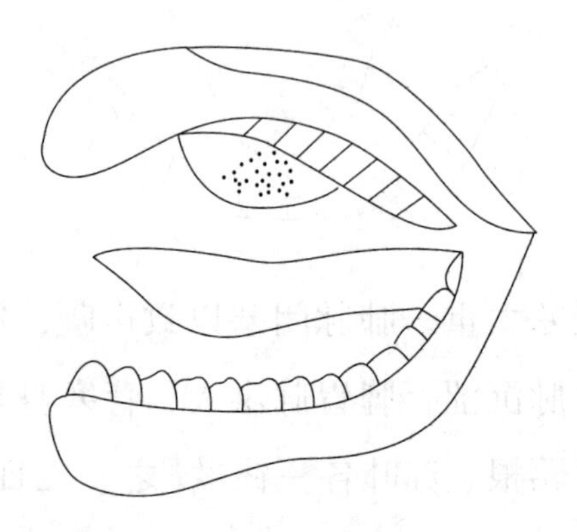

此症因肺家多炙煿[1]之毒，积久而发，高如核桃挂下，不能饮食。宜用解毒汤加草河车二钱，石膏五分，紫地丁、生地各二钱，归尾、山甲、赤芍、角针各一钱五分，

① 炙煿（bó 博）：指烘烤煎炒的食物。

丹皮、花粉、葛根各一钱，七八服，每日兼服玉枢丹五分。吹药据症用，二三月可以收功。

单喉痈

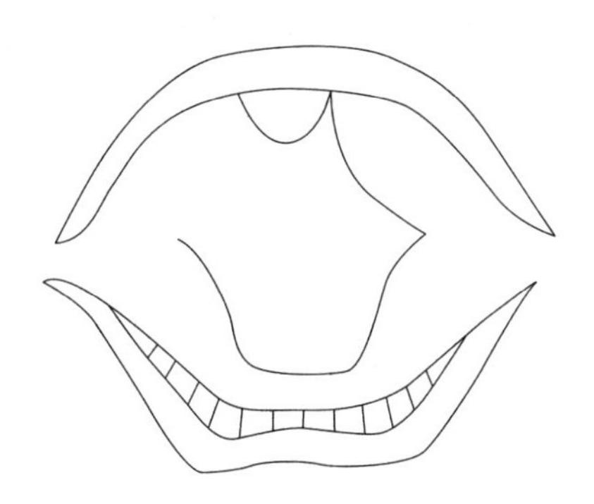

单喉痈或左或右，身热背寒，脾胃之症也，有红点风热，无红点风寒。用六味汤加苏叶、羌活各二钱，漱咽一服，来日再加赤芍、归尾、山豆根、山栀各一钱五分，服一剂可愈。

外症喉痈

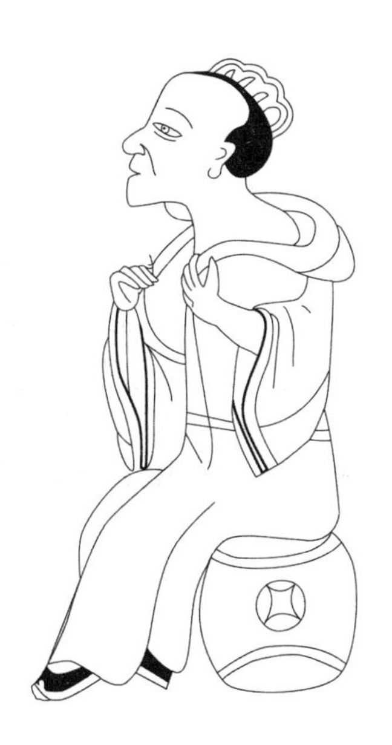

此症生于颔下天突穴之上，内外皆肿，饮食有碍，初起无痰涎，内不见行迹，乃风毒也。用六味汤加黄芩、角刺、山甲、归尾、赤芍、草河车各二钱，红花、葛根各一钱，乳香五分，连服三剂，以消为度。若已成脓，必成漏管，用十全大补汤收功。

兜腮喉痈

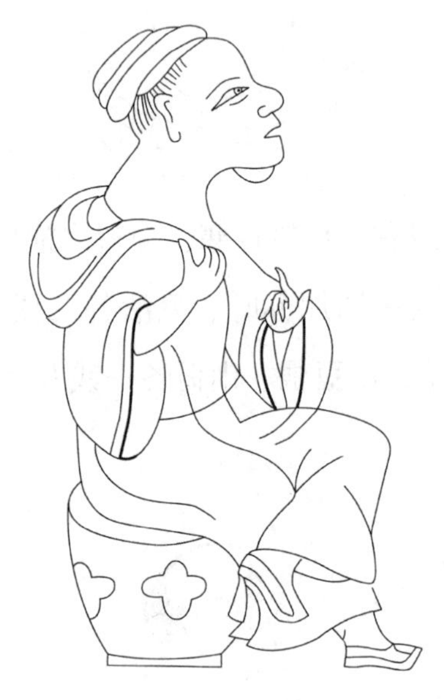

此症因郁积寒气而发，生于腮下，名曰悬痈。外先用艾灸二壮，再用六味汤加山甲、归尾、角针、川芎、白芷各一钱，升麻三分，红花、乳香各五分，煎服，以消为度，有脓针之，防成漏症，多用参芪内托即可收功，千万不可轻忽。

舌上痈

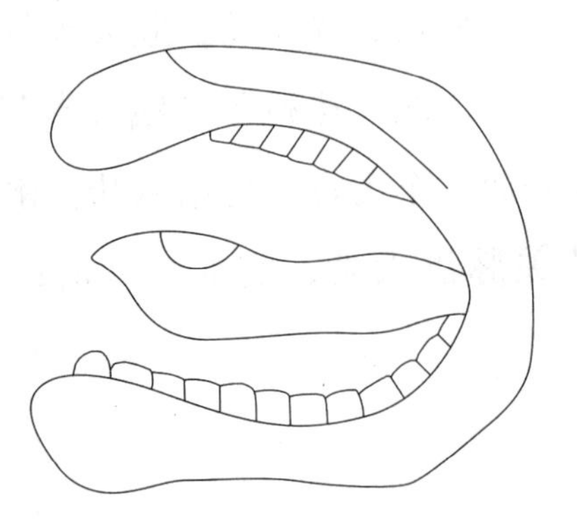

此症因热入心包而发，生于舌中心，如梅子大，不能言语，左寸脉宜洪大数，不宜细缓，红肿可治，黑者不治。用六味汤加川连二[①]钱，连翘、草河车各五钱，生军四钱，地丁三钱，煎服。外吹牛黄、消散药。

舌门十三症

木舌

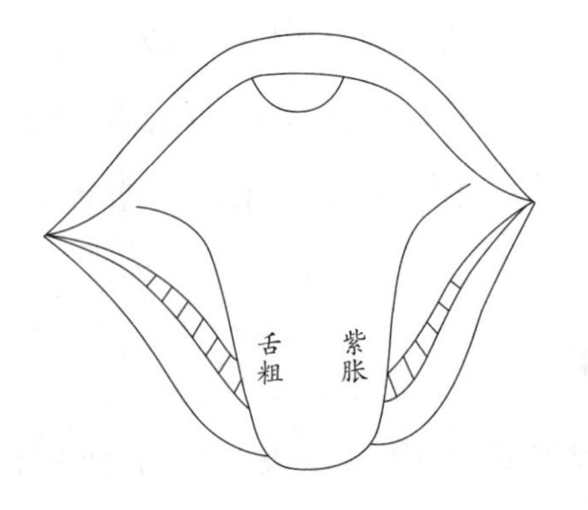

① 二：粹文堂本作“一”。

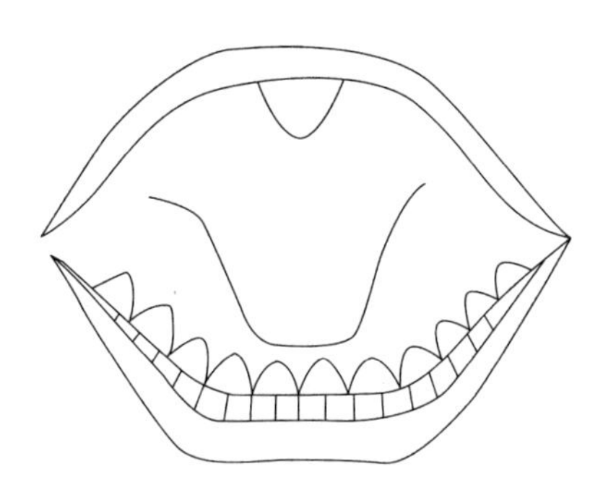

用六味汤加草河车二钱，归尾、赤芍各一钱，川连、连翘各一钱，生军三钱，山栀、木通各一钱，生地二钱，山甲一钱，生石膏五钱，煎服。如不效，用十八味神药收功。

重舌

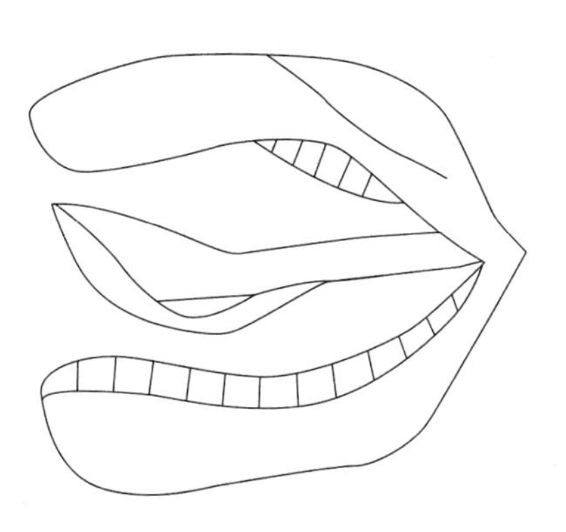

此心脾之毒也，在大舌之下又生小舌，以致大舌反粗短，小舌长而痛，左寸右关脉俱洪大，久之必烂，烂则难痊。初起即针出恶血，搽吹药，服黄连解毒汤加生军五钱，如泻五六日即愈。玉枢丹、十八味神药亦可服。

烂边舌

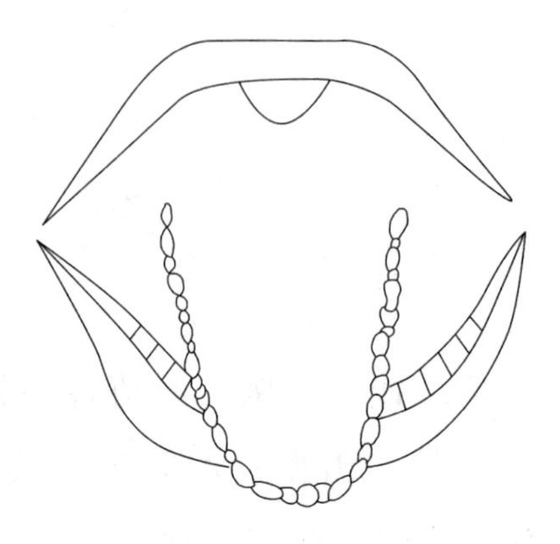

此症因脾家湿热不清，大舌边上发疳，有白点而烂。用六味汤加小生地二钱，滑石三钱，淡竹叶一钱，苡仁、猪苓各一钱五分，泽泻、车前子、甘草梢各一钱，煎服。外用吹药。唇牙内肿烂同此治法。

红点紫舌

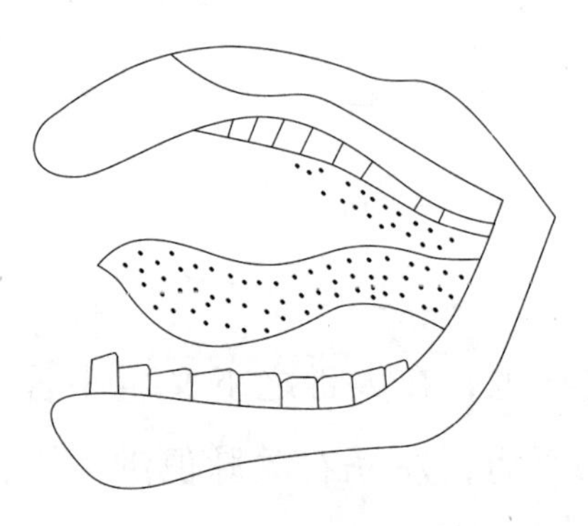

此症因心脾二经热极所致，满口红点，紫色，烂而作痛，或身发斑疹。用六味汤加熟石膏一两，葛根一钱五分，川连一钱，黄芩二钱，黄柏一钱，木通、山栀各一钱，如大便闭结加生军三钱，煎服。外用吹药擦。

纯紫舌

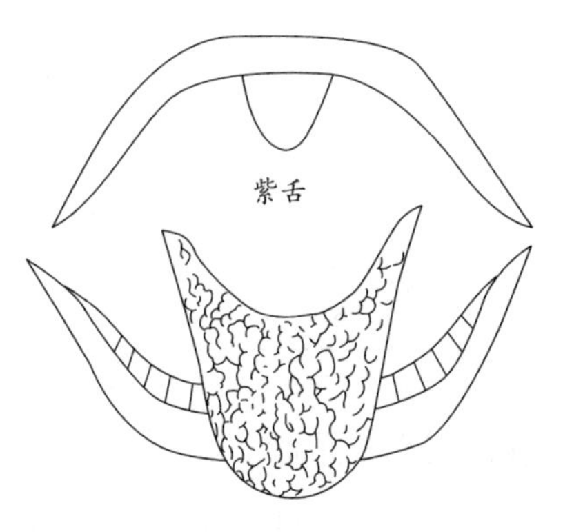

此症因伤寒用葱酒发散出汗，酒毒入心，以致大舌纯紫。宜用升麻、葛根各一钱，枳椇子二钱，石膏二钱，川连一钱五分，滑石、人中白各二钱，木通一钱。如心烦加山栀、淡豆豉各一钱；恶心欲吐，恐防发斑加芫荽一两。又用芫荽冲烧酒，搌背心为妙。搽药如前。

莲花舌

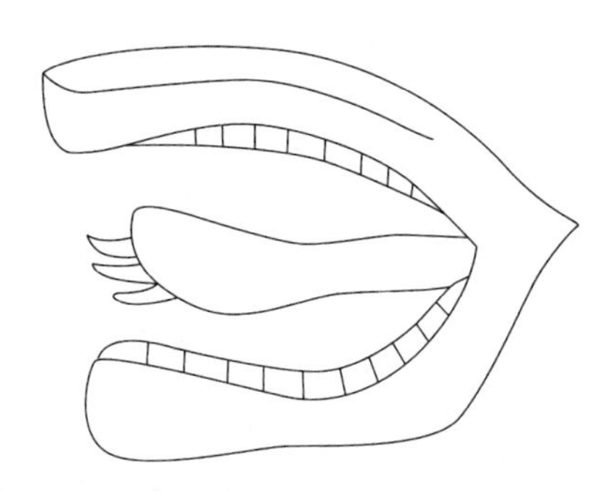

此乃心肺之火生舌底如莲花。即针刺出血，用吹药，服三黄石膏汤加甘草五分，草河车一钱。外针两手商阳穴即愈。

焦黄舌

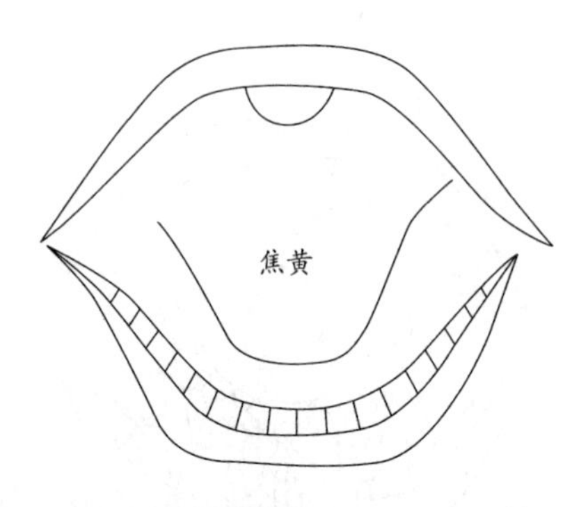

此因嗜酒太过，遇寒而起，大舌干黄。用三黄汤加枳椇子、生石膏、人中黄各二钱，身发寒热用大柴胡汤加羌活一钱。如呕吐心烦，脉象洪大，加生军四钱，佐以牛蒡、赤芍、干葛之类，无不应者。

舌上珠

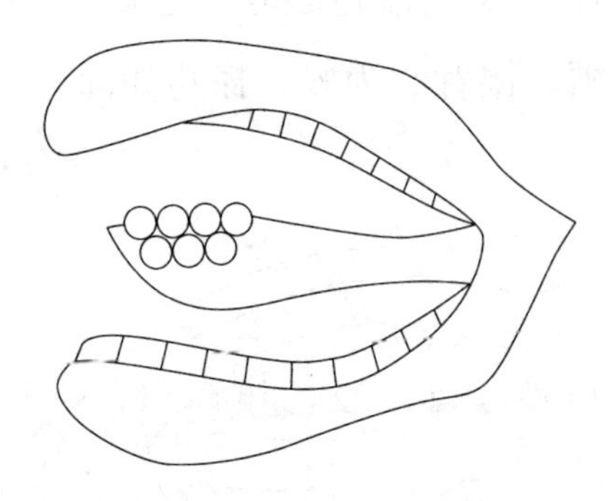

此乃心脾积热，舌生白泡，大小不一，六脉洪大。搽吹药，服三黄汤加石膏五分，草河车二钱，地丁一钱，煎服玉枢丹五分。如六脉迟细乃虚火也，照后舌下珠治法。

舌下珠

此脾肾两虚之症。用六味汤加木通、生地、盐炒元参、知母、黄柏等分，煎服。搽吹药。

左雀舌

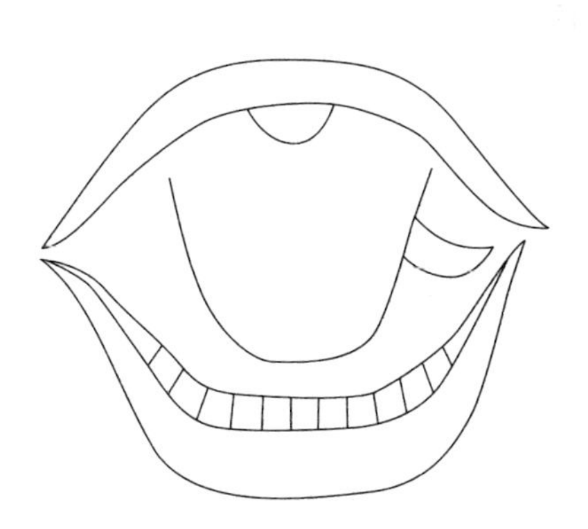

此因多食煎炒炙煿之物，热毒积胃而发。生大舌傍，如小舌，位近牙根。初起针破出血，搽吹药，服六味汤加三黄汤、清膈散。久之必烂，用龙骨生肌散收功。

右雀舌

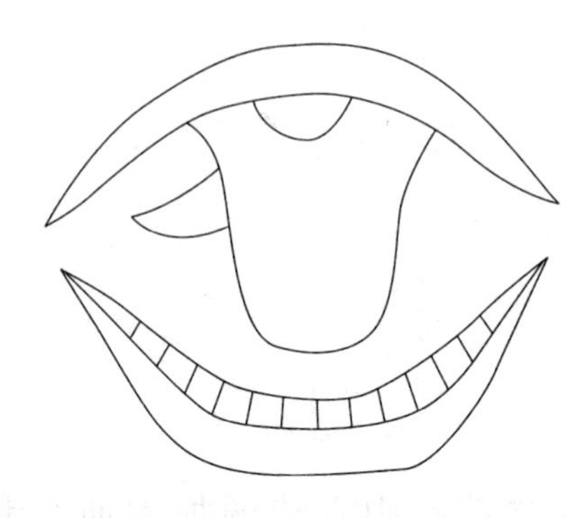

此亦因积毒而发，治法与前大同小异。用六味汤加犀角地黄汤，搽药如前。

小舌门五症

胃火小舌

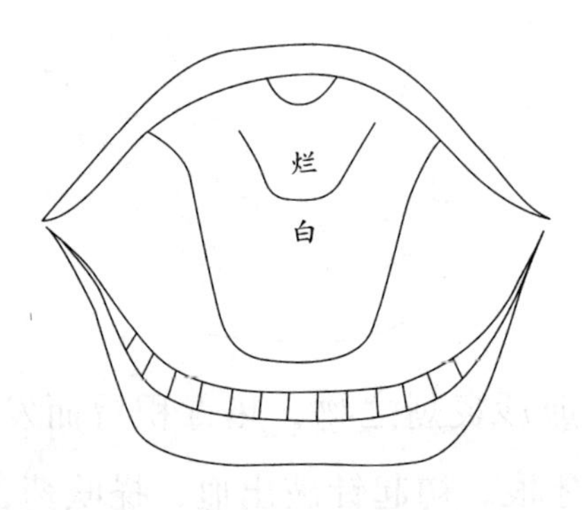

此因脾家火毒郁久而发，小舌生白点而烂，胃脉浮洪。用六味汤加生石膏四两，酒炒黄芩二钱，花粉三钱，葛根二钱，山栀一钱，二服。如不愈，用吹药，兼服柏枝汁。此乃多食炙煿醇酒厚味所致，或鱼骨刺伤，非结毒可比。如胃脉沉实者，毒深，须详辨为要。

胃毒小舌

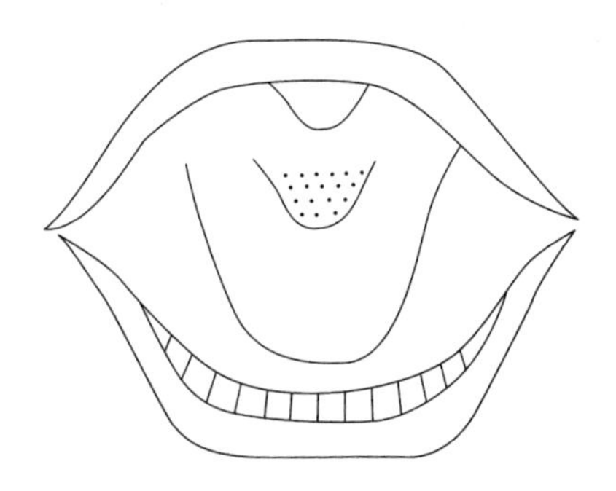

此因毒结胃家，发于小舌，形如前症。胃脉沉实有力者，真结毒，临症不可忽。其色红肿烂者，治法同前，兼服十八味神药同玉枢丹二[①]钱，再每日用土茯苓四两，煎汤代水，多吃为贵。如一月不愈，合结毒紫金丹一料冲玉枢丹同服，土茯苓汤下，每晚三钱收功。

积热小舌

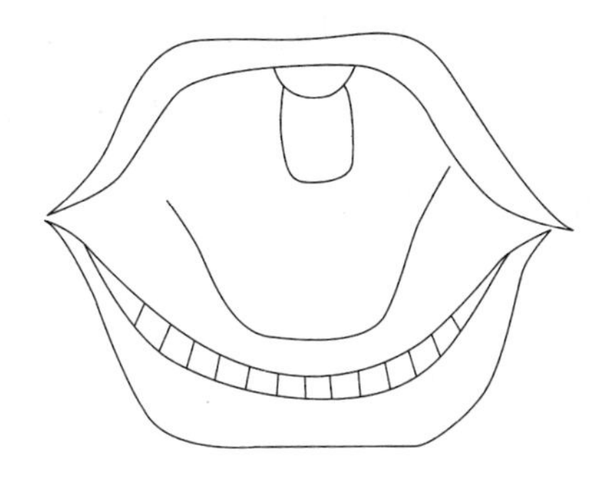

此因肝胃一经火毒飞腾，所以小舌长硬，白衣裹满，咽物不下，右关之脉浮大。用六味汤加山栀一钱，连翘二

① 二：粹文堂本作“一”。

钱，酒炒黄芩二钱，黄柏一钱五分，生石膏三钱，滑石二钱，赤芍、木通、葛根各一钱，草河车二钱，煎服。外吹药用玉枢丹，二三次无不愈者。

纯白小舌

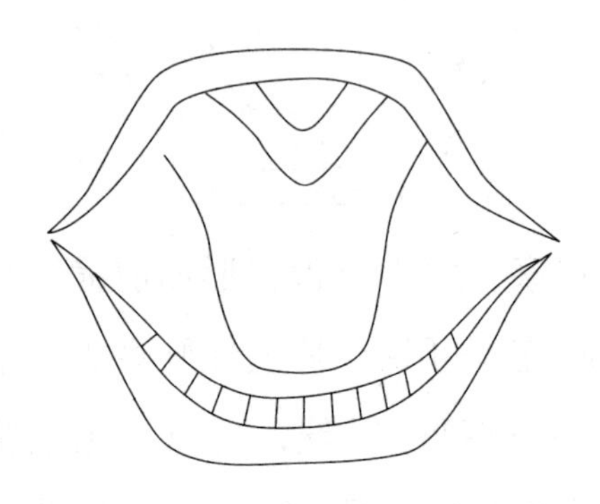

此因胃家积毒，小舌或变白色，软大肿痛，右关脉沉数。先服玉枢丹，或十服或五服，每服七分，再用土茯苓煎汤代水，后用银花汤下广疮药二十一服。如胃脉不沉反洪大，作火症看，用六味汤加生石膏三钱，酒炒黄芩、车前各二钱，山栀一钱，木通一钱，滑石三钱，葛根一钱，天花粉一钱二分，山豆根二钱，三服可愈。

悬舌小蜞

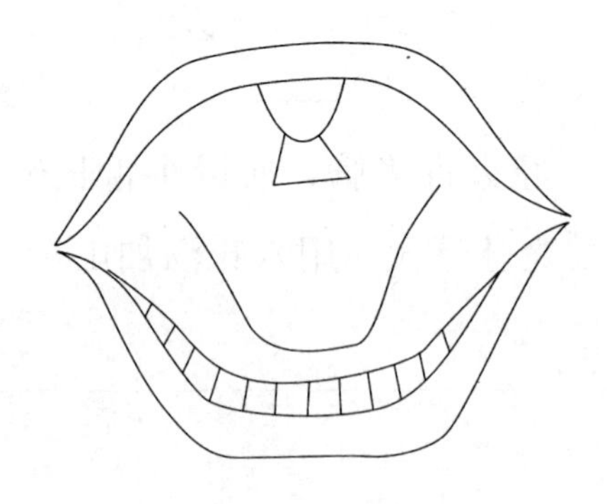

此症生小舌尖，如香圆核大，红似樱桃，因多吃厚物火酒，以至胃火郁盛而发，胃脉浮洪者是也。用六味汤加甘草五分，枳椇子二钱，赤芍二钱，草河车二钱，二服可愈。如肿处出血，用吹药。

杂症门八条

松子喉疔

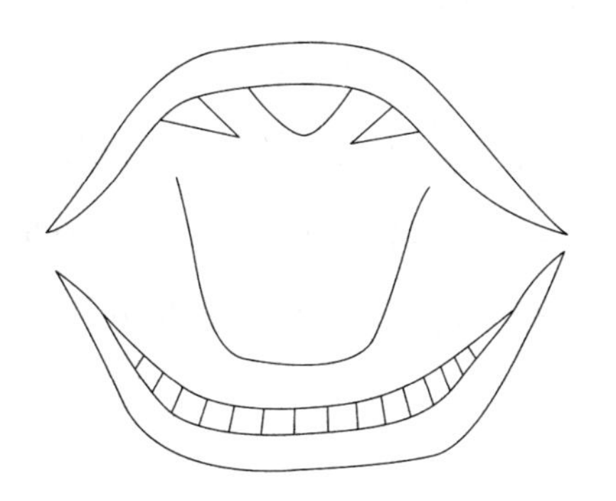

此疔生于关内小舌左右两边，形如松子，淡红而硬，大痛难食，背恶寒，身发热，两手关脉浮紧，乃风火郁积之症也。用六味汤加苏叶、赤芍、羌活、连翘、山甲、草河车各二钱，一服。次日去苏叶、羌活，加乳香三钱①，玉枢丹一钱，研细冲服，二日可愈，外吹药。

走马牙疳

此乃急症，因脾经积受热毒太重而起，牙内光肿，日久腐烂齿落，肉黑者不治，脉浮洪大而有力者，可用重剂

① 三钱：粹文堂本作“三分”。

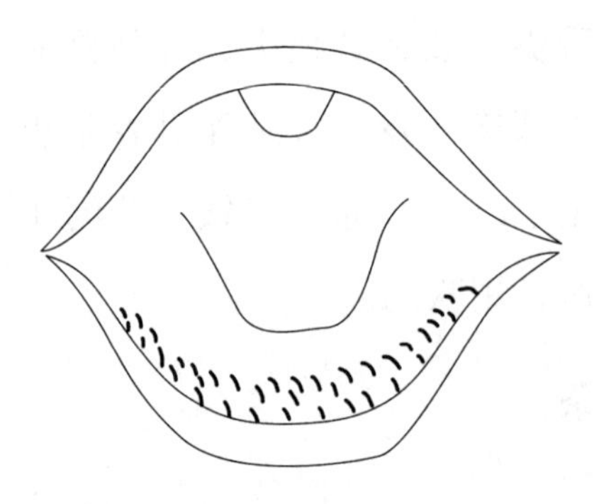

救之，如脉沉迟细，药不能投，则危矣。初起未烂，宜针肿处出血，搽吹药，已烂不必针，但搽吹药，急用川连、葛根、连翘、犀角、生地各二钱，白鲜皮、甘草、贝母、花粉各一钱五分，生石膏一两，草河车一两，入大锅内煎三四碗，连服三剂，如脉数便结加生军一两，或者有救，迟则不治矣。

喉单

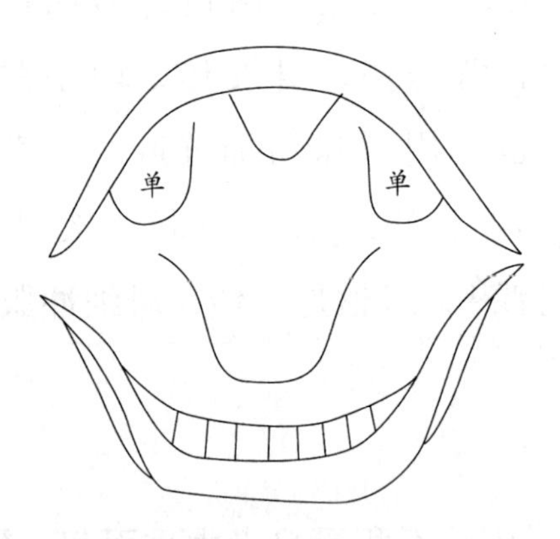

此症因肺火郁热，动风生关口，上部下垂，根大头小，红色大痛。先针两边患处出血，上吹药，再用六味汤煎漱，来日加柴胡、钩藤、赤芍、生地、丹皮、草河车各

二钱，连翘、黄芩、黄连各一钱，煎服可愈。

喉菌

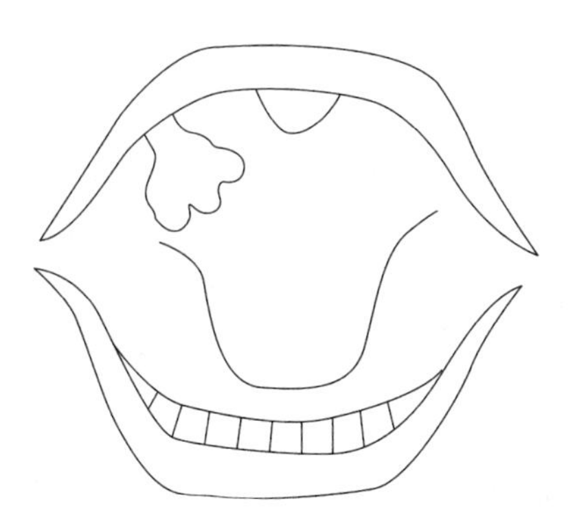

此乃胎毒所致，或因心胃火邪，生喉内，如菌样，故名喉菌。不可用刀针，服黄连解毒汤、玉枢丹，可使其不发热，然未见全消者。

喉瘤

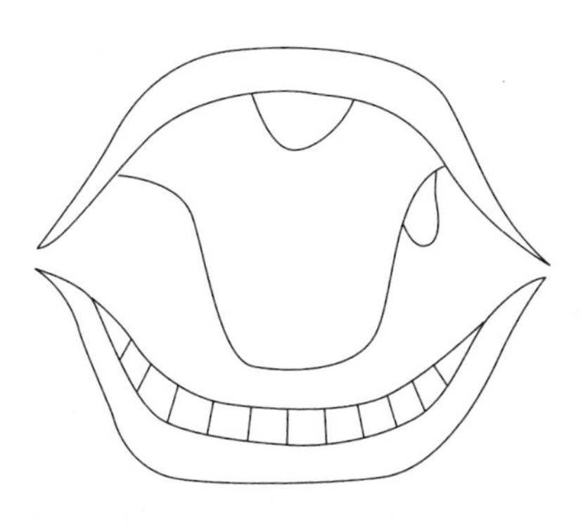

此因郁怒伤肝，或迎风高叫，或本源不足，或诵读太急，以致气血相凝，生关内，不时而发。治宜调本养原，玉枢丹、地黄丸俱可常服，外用吹药，难速痊。

又喉瘤

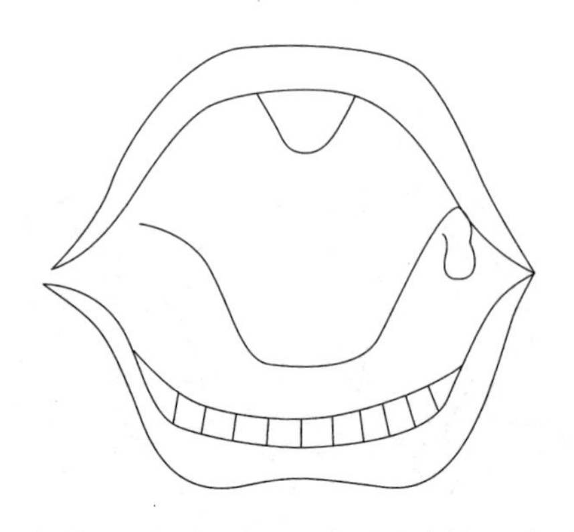

此瘤生于关外，亦名瘤，治法同前，部位各别，故绘图留阅。

右阴疮　左阴疮

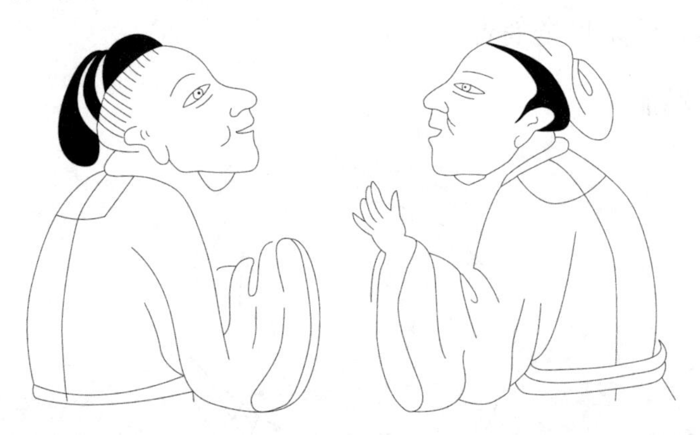

此疮生颊车穴下，内热外寒，皮色不变，身发寒热，肿大如鳗鲡。用六味汤加万灵丹同化服。如变红色，用喉痈药治之。便结加生军三钱，玉枢丹亦可服。症属少阴，则如法治之。若属少阳，用柴胡、牛蒡子并六味汤漱之。左右阴疮治法同。

喉症补编

白缠喉风论

佐治喉症廿余年，证无不识，医无不效。于咸丰六年旱荒秋后，忽见此症，传染甚多，初起先从关内生白膜，形如豆大，不肿不烂，势若风送白云之状，渐漫舌尖，发热痰嘶，唇干面红。医者总认白膜属寒，痰因风起，概用温散驱痰之品，治皆罔效。小儿患此者尤多，十岁外患者尚可治，十岁内患者难治。佐留心细究病之根源，总揣摩不出。偶阅家传手录医案，上载乾隆五十年旱荒，秋见此症，其传染生死光景如前，名曰白缠喉风。惟用清润之剂，或可得生。因悟肺属金，其色白。经曰：肺为相傅之官，娇嫩之脏。小儿之肺尤娇嫩，值此大旱之年，燥火焚金，至秋复感阴湿之气，如枯木湿久发菌，故生此症，所以清润之品投之有效也。

治验四症

一蔡姓，年三十余，大病喉哑不能言，已经半载，服药罔效，泥首[1]求治。诊其左尺之脉细软如丝，病由阴气下陷，津液不能上循喉咙而挟舌本，故哑难言。即用重剂六味地黄汤加参、芪、升麻、蝉蜕，引用白叫子二个。服至九剂，其人如狂，登高跳下，如此两日，言出如常，众

① 泥首：以泥涂首，表示自辱服罪。后指顿首至地。

以为奇。白叫子即乐人吹唢呐上之芦管哨子，能发声音，用旧者取其得人元气以助病人之元气也。

一车夫林姓，无故而哑，火不能吹，呼吸之气状，如竹筒，屡治不效。余究脉象惟气口浮紧，浮主风，紧主寒。《内经》云：一阴一阳合为咽喉。咽主纳水谷，喉主呼吸气，中间有薄肉一片，其形如钱，言则盖咽，食则盖喉，灵分清浊，名为会厌，风寒客之则硬而不灵，故哑。乃用生附子二个，蜜炙黄，研末，姜汁和丸如龙眼肉大，时时含化，半月之久，吐出白膜一片，言语如初。

余寓姑苏，一牧童年十岁，左边下牙龈肉出如山，十日间牙被冲落，舌偏于右，饮食难进，语言不畅。医者不识何症，余诊右关之脉促结不定，断是热毒蕴结胃中，用泻黄散每剂加土茯苓一两，柏枝汁三钱，外以烙铁烧红烙之，病者不觉痛，二十余日方愈。

余寓兴化县，治一孀妇，年四十余，忽于二更时喉外大肿，气喘不利，牙关紧闭，毫无痰涎，痛苦状类缠喉风。似乎用药法宜疏散，又思喉科有骤起非火之说，则当作寒医，急切症辨不清，乃细诊脉象，惟左关大动，因语其家曰：此妇宜防血崩，非喉症也，当用养血和冲任之品。令其煎服，次早果血下不止，喉肿全消，复服药数剂而安。嗟乎！此症若不明脉理，误作缠喉风治，或作寒治，命必危矣。

余以医济人，业经廿载，活人无算。凡遇内外喉眼各科，症属疑难，则凭脉用药，无不应手。间有不识之症，则屏之去，从未有以不知为知也。盖凡习医者，必须先精脉理，凭脉究症，而后施药，自然神效。切不可略观大概，以人命尝试，致伤仁术。余医治难症甚多，非喉舌本门不便杂入，故仅将喉舌论辨及经验数条，附录于后。

跋[1]

余幼患喉蛾症，岁必数发，发必针刺出血而后愈，甚患苦之。咸丰乙卯，计偕[2]北上，留京多年，幸未复发。同治乙丑，改官至皖，间或一发，甲戌夏间忽又大发，势甚危迫。医者投以凉散之剂，肿痛益甚，幸遇许君乐泉，延之入诊，两剂立愈，临别时以《喉科秘钥》数十本相赠，乙亥奉讳[3]回家后，此数十本者为亲友携取殆尽，窃念喉症命系呼吸，在各病中尤为危急，有是方术，不可不广为流传，爰重刊以公诸世，期不负许君之雅意云。

光绪十年七月凤泉姚清祺跋

---

① 跋：原无，据粹文堂本补入。
② 计偕：举人赴京会试。
③ 奉讳：谓居丧。

校注后记

《喉科秘钥》为清代喉科著作中影响较为广泛的一本，被视为新安郑氏喉科世家的重要著作。初刻本面世以后，在北京、上海、成都等地均有重刻，据《中国中医古籍总目》著录，现有14个版本存世（含2个抄本）。1949年以后，本书未经重刊，知者甚少，其作者、版本流传、与同类喉科著作之间的传承关系等均未经系统梳理。此次整理，我们赴多家图书馆进行了版本调研，并就作者、版本问题进行了重点研究。现将相关问题考述如下：

一、许佐廷与《喉科秘钥》

关于《喉科秘钥》的作者，原题为“古歙西园郑氏原辑，许佐廷乐泉增订”。据《新安医学》：许佐廷，字乐泉。歙县许村人。生于清嘉庆二十一年（1816），卒于光绪年间。少业儒，后习医。贡生，官至太守。他精研岐黄，以医活人四十余年，治喉尤效，享有盛名。通过《喉科秘钥·叙》中许佐廷所记录获得本书并刊刻的经过，可知是书的传世之功，当归许氏。许佐廷本人精于喉科，他对本书的贡献并非简单地刊刻以流传，而是在临床充分验证的基础上，进行了增补。他认为《喉科秘钥》一书，对喉科各症，悉详论之，唯白缠喉风（白喉）一症强调不够，故在“喉症补编”部分根据自己的临床实践，增补了

《白缠喉风论》和自己的验案4则，强调了白缠喉风“惟用清润之剂，或可得生”的证治心得。

二、“西园郑氏”与《喉科秘钥》

许佐廷以为此书乃西园喉科秘本，故题为“西园郑氏原辑”，新安郑氏喉科也一直将《喉科秘钥》列为“西园”世系的著作之一。但仔细研究本书的内容却发现，《喉科秘钥》与新安郑氏的另一喉科著作《重楼玉钥》之间并无明显的传承关系：《重楼玉钥》将喉症分为36症，且均以“喉风”名之；《喉科秘钥》则将喉症分为72症，有喉风、喉痹、喉痈、大舌、小舌等，分类更为细致，所涉疾病更广泛。《重楼玉钥》治疗喉症强调“拦定风热”，喉症初起，以紫正散（紫荆皮、荆芥穗、防风、细辛）合地黄散（生地、赤芍、薄荷、丹皮、桔梗、甘草、茜草）为起手之方，以求气血并治，理气散血，逐风痰，不使邪热壅塞；而《喉科秘钥》则以六味汤（荆芥穗、薄荷、僵蚕、桔梗、生甘草、防风）为咽喉72症总方，书中所涉及咽喉口舌疾病均以六味汤为本，再临证加减。在针灸治疗方面，《重楼玉钥》下卷专论针法，该卷几乎占全书内容的一半，首先用歌诀的形式简要阐述了针法禁忌、主症、摄针手法等，次论十二经的主穴、主治症和咽喉口齿诸症的针灸法，其中“开风路针”“破皮针”“气针”可谓其独到之处；《喉科秘钥》虽然也强调针药并重，但在相关内容的系统性方面，与《重楼玉钥》相比大为逊色。

带着这些问题，结合同时代喉科著作，对《喉科秘钥》的体例进一步考证，发现本书与《重楼玉钥》关系较远，却与最早的喉科专著《喉科指掌》大有渊源。

三、《喉科秘钥》与《喉科指掌》

《喉科指掌》初刊于乾隆二十二年（1757），为清代医家张宗良所撰。张宗良，字留仙，江苏吴县人。《喉科指掌》共六卷，卷一总论咽喉病的诊治大纲、分经及针穴图等；卷二为选方及制药法；卷三至卷六分为咽喉（11症）、乳蛾（7症）、喉痹（7症）、喉风（12症）、喉痈（11症）、大舌（13症）、小舌（15症）及杂喉（7症）等8门，共73症（一般仍称其为喉科72症）的证治图说。这种72症分类法，对清代喉科学有较大影响。其后有一大批著作都是对《喉科指掌》略加增补、删减甚至直接更改书名而成。马继兴先生在《中医文献学》中将这一类书籍称为"《喉科指掌》系统"，这一系统下的喉科著作包括《喉科杓指》《咽喉秘集》《喉科秘旨》《治喉指掌》《喉科秘钥》等。将《喉科指掌》与《喉科秘钥》内容进行比对，可以发现，《喉科秘钥》实将《喉科指掌》删去了卷二"制药法"部分，补入"吴氏喉科二十四症歌诀（实存二十二症）"及丹药12首合刊而成。

由此可见，《喉科秘钥》的原作者当属张宗良及"喉科二十四症歌诀"的作者吴氏，而非"西园郑氏"，如与《喉科秘钥》内容大同小异的另一喉科著作《咽喉秘集》

即署名为“吴张氏”所著，并保留了“张氏说”“吴氏说”字样。

《喉科秘钥》将张氏、吴氏之说混杂并重新分卷，但借助《咽喉秘集》所保留的“张氏说”“吴氏说”等字样，将张氏、吴氏内容分而观之，就可以发现后人虽然将二人著作合并，但二人的学术其实自成体系，泾渭分明：吴氏将喉症分为24症，附以歌诀，主要是以“子药”“丑药”“寅药”等以天干命名的一系列散剂及其他外用吹药和少量汤方进行治疗；而张氏则将喉症分为72症，以六味汤加减进退作为主要治疗方法，并根据临床情况配合针刺或其他汤药，外用药仅为辅助。二人对喉症的命名不同，治疗手段亦不同，相关内容不能互相阐释，吴氏的风格与民间草泽铃医相类，而张氏的风格与明清时期汤方医学相近。明乎此，方能做到泾渭分明，而不是纠结于内容前后矛盾抵触及不能互通之处。

四、《喉科秘钥》版本考证

据《中国中医古籍总目》，该书共有14个版本（包括2个抄本），分散于国内二十余家图书馆。经过此次实地版本调研，比较全面地掌握了本书的刊刻及各个版本的特点，现将其版本流传分析如下：

1. 许佐廷原刻本

从文献记载及版本调研结果来看，许佐廷曾3次刊刻此书，分别为同治四年（1865）刻本、同治七年（1868）

刻本和同治八年（1869）芳远堂刻本。

据《喉科秘钥·叙》，此书初刻于同治四年（1865），但初刻本“校对稍疏，不免鱼豕之误”，故于同治七年（1868）重新校对后，将原版字画改正，重新刊行。现同治四年本已于世无存。同治七年刻本存世1册，现藏于湖南中医药大学图书馆，成为我们可以看到的最早版本。这个版本1函2册，白口，左右双边，单鱼尾，半页9行20字，封面已缺失。在许佐廷所写的《喉科秘钥·叙》之前，还有署名“三吾鉴非欧阳利见”序一篇，序后钤“鉴非”“欧阳利见”印章2枚。同治八年的芳远堂本中，此序尚存，其后刻本均删去了这一篇序言。

同治八年，此书又由芳远堂重印。从内容上看，芳远堂本与同治七年刻本内容相同。经查，除《喉科秘钥》外，芳远堂还刻有《喉科白腐要旨》和《活幼珠玑》二书，此二书均为许氏所著，故同治八年芳远堂刊本，应当仍是由许佐廷刊刻的。芳远堂本现存世4本，此次调研中，未到辽宁中医药大学进行实地考察，南京中医药大学和福建中医药大学图书馆藏本封面均失，且福建中医药大学图书馆仅存上册，惟镇江图书馆藏本品相完好。清光绪十六年（1890）广百宋斋铅印本则是根据芳远堂本重新排印出版。

2. 后世重刻本

此书经许佐廷刊印后，屡经翻刻，在翻刻的过程中，内容稍有增减，刻印质量也有较大差别，主要版本及传承关系如下：

（1）清同治十二年（1873）京都善成堂刻本。此本封面题“同治癸酉年重刊”“京都善成堂书铺刷印”，前有刊印者朱寿镛作序，讲述自己重刊此书的缘由：“此书传于乐泉许君，云是郑氏秘本，今观书中有子药、午药诸名，则许氏之言良信。余既得而珍之，会以引觐。再来京师，因重为刊刻，俾由都中而达之四方，若夫神而明之，则存乎其人焉尔。”刊刻此书的善成堂书铺，为晚清规模较大、刻书较多的书肆之一。这一版本的刊刻质量甚好，字迹清晰，校对细致，通篇几乎无错别字。唯上卷“应用汤药丸散”部分较芳远堂本缺少了“增补治验白缠喉风方”一节，约110字。遗憾的是这一考校精良的版本似乎流传不广，现也仅存1本于上海中医药大学图书馆，以其刊刻精良，故此次点校以此本为底本。

（2）清光绪十年（1884）粹文堂刻本。此本封面题“光绪十年重刊”，“内附难产、脑漏神效方，鱼骨哽喉灵符”，“粹文堂藏板”。前有“许佐廷叙”，目录后附有难产方1首，脑漏神方1首，鱼骨哽喉灵符1道，后有“姚清祺跋”。姚清祺，原名姚乾高，号风泉。余杭人，咸丰十年（1860）二甲进士，曾任合肥县知县。任职期间，喉蛾复发，经许佐廷诊治而安，深受其惠，故重刊此书。与芳远堂本相比，这一版本除了附录难产、脑漏等方，在上卷“应用汤药丸散”的末尾，增补了原书中有方名而无药物组成的方子和几首咽喉疾病常用效方，包括十八味神药、八仙散、玉枢丹、锡类散，治舌烂方一首，治走马牙疳方两首。因此这一版本内容更为全面，刻印质量也属上乘。现浙江省中医研究院图书馆、浙江省图书馆、上海图书馆、苏州大学图书馆和内蒙古图书馆均有存本，此次点校以此本为主校本。

（3）清光绪十二年（1886）成都文丰斋刻本。这一版本封面题“光绪十二年川省重刊”，“内附难产、脑漏神效方 鱼骨梗喉灵符”，“板存杨梅竹斜街文丰斋刻字铺尚姓印”，“许佐廷叙”后有“周锡鎣序”：“乙酉之秋，锡鎣将别乡井，重作川游，已束装矣，适谢枫桥世丈携其甲申（1884）重刊《喉科秘钥》数卷来赠阅之，以为可备医术之一条。受而藏之行箧中，犹未以为宝也。仲冬行抵成都，寓居江西客馆，未几会垣喉症骤起，交春传染益多，势凶且速，旦夕伤人。群医束手。乡亲董姓一家，旬日中兄弟子侄连毙四命，罹祸倍酷。鎣因忆及《秘钥》，出一卷以示人，佥谓川省刻有《紫珍集》及《白喉经验良方》行世，而是书实未曾见，观其按症用药缕析条分，简明且备，自是善本，盍即重梓以广其传。”周锡鎣为山阴（今山西朔州）人，详细生平已不可考。从序言中可以看出，这一版本以1884年刻本为底本重刻，与粹文堂本相比，全书后增补了秘传吹喉经验神方、引毒外出膏丹方、万应灵丹方，并在上卷多眉批一处于“穿喉蛾三方”上，批文为“一方用长指甲三个，灯草一小束，臭虫十枚，共焙干研成末吹之，神效，方出《归田琐记》”。光绪十六年沪上文艺斋刻本与此本除封面不同外，余完全相同。值得注意的是这一存世最多的版本却是校对最为粗疏、刊刻质量最差的一个版本，“木”“本”不分，“戊”“戌”难辨，全书舛错甚多，不可不察。此次点校以光绪十六年文艺斋刻本为参校本。

总 书 目

伤寒论特解

伤寒论集注（徐赤）

伤寒论集注（熊寿试）

伤寒微旨论

伤寒溯源集

伤寒启蒙集稿

伤寒尚论辨似

伤寒兼证析义

张卿子伤寒论

金匮要略正义

金匮要略直解

高注金匮要略

伤寒论大方图解

伤寒论辨证广注

伤寒活人指掌图

张仲景金匮要略

伤寒六书纂要辨疑

伤寒六经辨证治法

伤寒类书活人总括

订正仲景伤寒论释义

张仲景伤寒原文点精

伤寒活人指掌补注辨疑

诊　　法

脉微

玉函经

外诊法

舌鉴辨正

医学辑要

脉义简摩

脉诀汇辨

脉经直指

脉理正义

脉理存真

脉理宗经

脉镜须知

察病指南

崔真人脉诀

四诊脉鉴大全

删注脉诀规正

图注脉诀辨真

脉诀刊误集解

重订诊家直诀

人元脉影归指图说

脉诀指掌病式图说

脉学注释汇参证治

针灸推拿

针灸全生

针灸逢源

备急灸法

神灸经纶

推拿广意

传悟灵济录

小儿推拿秘诀

太乙神针心法

针灸素难要旨

杨敬斋针灸全书

本　　草

药鉴

药镜

本草汇

本草便

法古录

食品集

上医本草

山居本草

长沙药解

本经经释

本经疏证

本草分经

本草正义

本草汇笺

本草汇纂

本草发明

本草发挥

本草约言

本草求原

本草明览

本草详节

本草洞诠

本草真诠

本草通玄

本草集要

本草辑要

本草纂要

识病捷法

药性纂要

药品化义

药理近考

食物本草

见心斋药录

分类草药性

本经序疏要

本经续疏证

本草经解要

青囊药性赋

分部本草妙用

本草二十四品

本草经疏辑要

本草乘雅半偈

生草药性备要

芷园臆草题药

新刻食鉴本草

类经证治本草

神农本草经赞

神农本经会通

神农本经校注

药性分类主治

艺林汇考饮食篇

本草纲目易知录

汤液本草经雅正

新刊药性要略大全

淑景堂改订注释寒热温平药性赋

方　　书

医便

卫生编

袖珍方

仁术便览

古方汇精

圣济总录

众妙仙方

李氏医鉴

医方丛话

医方约说

医方便览

乾坤生意

悬袖便方

救急易方

程氏释方

集古良方

摄生总论

辨症良方

活人心法（朱权）

卫生家宝方

寿世简便集

医方大成论

医方考绳愆

鸡峰普济方

饲鹤亭集方

临症经验方

思济堂方书

济世碎金方

揣摩有得集

亟斋急应奇方

乾坤生意秘韫

简易普济良方

内外验方秘传

名方类证医书大全

新编南北经验医方大成

临证综合

医级

医悟

丹台玉案

玉机辨症

古今医诗

本草权度

弄丸心法

医林绳墨

医学碎金

医学粹精

医宗备要

医宗宝镜

医宗撮精

医经小学

医垒元戎

医家四要

证治要义

松厓医径

扁鹊心书

素仙简要

慎斋遗书

折肱漫录

丹溪心法附余

方氏脉症正宗

世医通变要法

医林绳墨大全

医林纂要探源

普济内外全书

医方一盘珠全集

医林口谱六法秘书

温　病

伤暑论

温证指归

瘟疫发源

医寄伏阴论

温热论笺正

温热病指南集

寒瘟条辨摘要

内　科

医镜

内科摘录

证因通考

解围元薮

燥气总论

医法征验录

医略十三篇

琅嬛青囊要

医林类证集要

林氏活人录汇编

罗太无口授三法

芷园素社痎疟论疏

女　科

广生编

仁寿镜

树蕙编

女科指掌

女科撮要

广嗣全诀

广嗣要语

广嗣须知

宁坤秘籍

孕育玄机

妇科玉尺

妇科百辨

妇科良方

妇科备考

妇科宝案

妇科指归

求嗣指源

坤元是保

坤中之要

祈嗣真诠

种子心法

济阴近编

济阴宝筏

秘传女科

秘珍济阴

女科万金方

彤园妇人科

女科百效全书

叶氏女科证治

妇科秘兰全书

宋氏女科撮要

茅氏女科秘方

节斋公胎产医案

秘传内府经验女科

儿　科

婴儿论

幼科折衷

幼科指归

全幼心鉴

保婴全方

保婴撮要

活幼口议

活幼心书

小儿病源方论

幼科医学指南

痘疹活幼心法

新刻幼科百效全书

补要袖珍小儿方论

儿科推拿摘要辨症指南

外　科

大河外科

外科真诠

枕藏外科

外科明隐集

外科集验方

外证医案汇编

外科百效全书

外科活人定本

外科秘授著要

疮疡经验全书

外科心法真验指掌

片石居疡科治法辑要

伤　科

伤科方书

接骨全书

跌打大全

全身骨图考正

眼　科

目经大成

目科捷径

眼科启明

眼科要旨

眼科阐微

眼科集成

眼科纂要

银海指南

明目神验方

银海精微补

医理折衷目科

证治准绳眼科

鸿飞集论眼科

眼科开光易简秘本

眼科正宗原机启微

咽喉口齿

咽喉论

咽喉秘集

喉科心法

喉科杓指

喉科枕秘

喉科秘钥

咽喉经验秘传

养　　生

易筋经

山居四要

寿世新编

厚生训纂

修龄要指

香奁润色

养生四要

养生类纂

神仙服饵

尊生要旨

黄庭内景五脏六腑补泻图

医案医话医论

纪恩录

胃气论

北行日记

李翁医记

两都医案

医案梦记

医源经旨

沈氏医案

易氏医按

高氏医案

温氏医案

鲁峰医案

赖氏脉案

瞻山医案

旧德堂医案

医论三十篇

医学穷源集

吴门治验录

沈芊绿医案

诊余举隅录

得心集医案

程原仲医案

心太平轩医案

东皋草堂医案

冰壑老人医案

芷园臆草存案

陆氏三世医验

罗谦甫治验案

周慎斋医案稿

临证医案笔记

丁授堂先生医案

张梦庐先生医案

养性轩临证医案

养新堂医论读本

祝茹穹先生医印

谦益斋外科医案

太医局诸科程文格

古今医家经论汇编

莲斋医意立斋案疏

医　史

医学读书志

医学读书附志

综　合

元汇医镜

平法寓言

寿芝医略

杏苑生春

医林正印

医法青篇

医学五则

医学汇函

医学集成

医经允中

医钞类编

证治合参

宝命真诠

活人心法（刘以仁）

家藏蒙筌

心印绀珠经

雪潭居医约

嵩厓尊生书

医书汇参辑成

罗氏会约医镜

罗浩医书二种

景岳全书发挥

新刊医学集成

寿身小补家藏

胡文焕医书三种

铁如意轩医书四种

脉药联珠药性食物考

汉阳叶氏丛刻医集二种